성공적인 투자와 사업화를 위한

신약개발 가치평가

이상원 지음

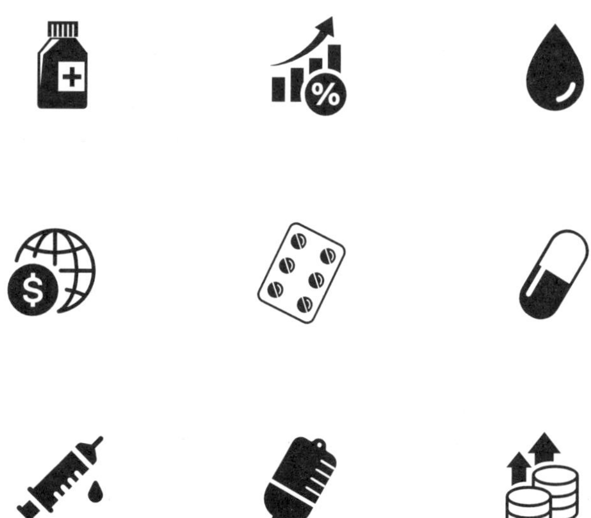

자유아카데미

들어가는 말

신약개발에 대한 투자와 협력이 증가하면서, 신약개발 프로젝트의 사업가치를 평가하는 신약개발 가치평가의 수요는 더욱 커지고 있다. 특히, 국내 기업에게는 글로벌 라이선싱이 중요한 전략이므로 라이선스 거래 가격을 추정하기 위한 가치평가의 필요성이 크다.

신약개발 가치평가는 타 산업과는 다른 개발기간과 성공확률, 매출패턴 등으로 인해 신약개발 특유의 가치평가 모델이 발달되어 왔다. 그럼에도 국내에서는 이러한 신약개발 가치평가를 체계적으로 학습하기 위한 교육과정이나 자료가 매우 제한적이었다.

필자는 2017년부터 성균관대 대학원에서 「제약기술가치평가」라는 교과목을 강의해 오면서, 이론과 실무를 종합적으로 다루고 있는 책의 필요성을 절실하게 느끼고 있었다. 이 책은 그동안 축적된 정보와 지식, 그리고 강의와 기업 자문에서 자주 등장하였던 질문들을 바탕으로 체계적인 학습이 가능하도록 내용을 구성하였다.

신약개발의 가치평가는 재무적 모델에 대한 이해도 중요하지만, 더욱 더 중요한 것은 매출액, 성공확률과 같은 투입변수들을 신뢰성 있게 추정하는 것이다. 이러한 점을 반영하여 이 책은 다음과 같이 구성되었다. 첫 번째 파트인 1장과 2장에서는 가치평가의 대상이 되는 신약개발의 과정과 여러 기술가치평가 방법론들에 대해 설명하였다. 두 번째 파트인 3장에서 8장까지는 가치평가의 투입 변수로 들어가는 시간, 성공 확률,

매출액, 비용, 할인율을 추정하는 방법에 대해 다뤘다. 9장과 10장에서는 대다수의 신약개발 가치평가의 목적인 라이선스 계약과 서브라이선스 계약에서의 가치평가를 다뤘다. 마지막으로 11장에서는 기술가치평가의 실시와 활용에 대한 실무적인 지침을 소개하였다.

신약개발 가치평가는 눈으로만 보는 것이 아니라 실제로 숫자를 계산하고 적용해 보아야 그 개념을 익힐 수 있다. 이를 위해 이 책에서 다루고 있는 모든 예제에 대해서는 QR코드를 통해 엑셀파일을 다운로드 받아 실습해 볼 수 있도록 하였다.

이 책에서 금액은 '백만 달러'로 표기하는 것을 원칙으로 하였다. 인용되는 금액의 대부분 미국 달러 기준으로 산정된 것이라 굳이 원화로 환산하지 않았다.

좋은 책을 위해 최선을 다 했지만 부족한 부분이 있을 수 있다. 이 점은 양해를 바라며 출간 후 나올 수 있는 수정사항 등은 자유아카데미 홈페이지(www.freeaca.com) 자료실에 제공할 예정이니 참고하기를 바란다. 끝으로, 신약개발 가치평가를 다룬 책으로서는 이 책이 국내에서 최초로 발간되는 책이 아닐까 한다. 아무쪼록 이 책이 신약개발 가치평가의 이론과 실무의 논의 수준을 발전시킬 수 있는 작은 디딤돌이 되기를 기원한다.

이상원

차례

1장

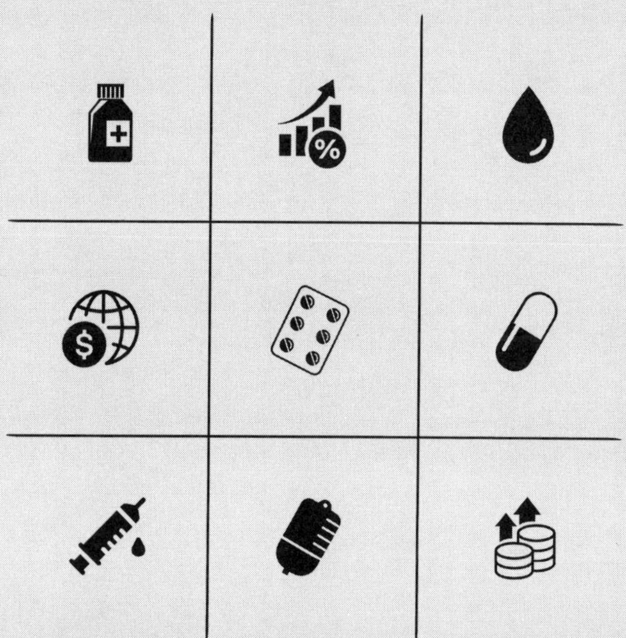

신약개발의 과정

신약개발의 시작

새로운 약을 개발하는 일은 결코 단순하지 않다. 우리가 알고 있는 질병들조차, 실제로는 어떻게 생기고 진행되는지에 대해 아직 밝혀지지 않은 부분이 많다. 복잡한 생명 현상을 다루는 신약개발은 한 분야의 지식만으로는 가능하지 않다. 신약개발은 다양한 분야의 과학 지식을 바탕으로 시작된다.

과거에는 신약이 우연히 발견되는 경우도 적지 않았다. 어떤 약물이 본래 목적과는 다른 예기치 못한 효과를 나타내면서 새로운 치료제로 이어진 사례들도 많았다. 이처럼 시행착오를 반복하며 약의 효과를 확인하는 방식이 일반적이었다.

하지만 오늘날의 신약개발은 많이 달라졌다. '우연'보다는 체계적인 계획과 과학적 분석이 중심이 된다. 많은 경우 질병을 분자 수준에서 깊이 있게 이해하는 것에서부터 출발한다. 어떤 유전자가 변형되었는지, 그 변화가 단백질에 어떤 영향을 주는지, 변화된 단백질이 세포 기능에 어떤 이상을 일으키는지 등을 분석해 나간다. 이 과정을 통해 연구자들은 질병의 원인을 설명하는 가설을 세우고, 그 이론에 근거해 신약개발의 방향을 설정하게 된다.

질병의 원리를 충분히 이해하게 되면, 연구자들은 약물이 작용할 수 있는 표적(target)을 찾는다. 이 표적은 일반적으로 특정 유전자나 단백질과 같은 생체 분자이며, 질병의 발생과 밀접한 관련이 있다. 약물로 조절 가능한 표적이 약물 표적이 된다.

신약개발의 초반 단계에서는 최신 과학기술이 적극적으로 활용된다. 유전체학(genomics)은 유전자의 구조와 변이를 분석하고, 단백질체학(proteomics)은 단백질의 생성, 변형, 기능 등을 연구한다. 이 외에도 세포 실험, 동물 모델 실험 등을 통해 선택한 표적이 실제로 질병과 어떤 관계가 있는지를 검증한다. 이러한 과정을 거쳐야만 본격적인 약물 후보물질 탐색이 가능해지며, 신약개발의 첫걸음을 내디딜 수 있다.

신약 물질의 유형: 합성의약품과 바이오의약품

신약을 개발할 때, 가장 먼저 고려해야 할 것 중 하나는 어떤 '물질'로 약을 만들 것이냐는 점이다. 의약품은 대부분 합성 물질 또는 바이오 물질로 만들어진다. 합성의약품과 바이오의약품은 신약이 탐색되는 방식도 다르고, 제조공정도 달라 연구개발과 사업화 전략에서 중요한 고려 요소이다.

합성의약품은 유기화학 반응을 통해 합성하기 때문에, 구조가 비교적 단순하고 일정하다. 합성의약품은 대부분 경구 투여로 사용되고, 대량 생산이 용이하며 제조 단가도 낮은 편이다. 화학적 구조가 명확해 복제약인 제네릭을 만들기 쉬운 것이 특징이다.

반면 바이오의약품은 생물체에서 유래한 단백질, 세포, 유전자 등을 이용해 만든 고분자 의약품이다. 살아 있는 세포를 배양하거나 유전자를 조작해서 만든 약이라 분자구조가 복잡하고, 같은 성분이라도 똑같이 복제하기가 어렵다. 이 때문에 바이오의약품을 복제하는 경우 '제네릭'이 아니라 '바이오시밀러'라는 별도의 이름을 쓴다. 대부분 주사 형태로 투여되고, 제조 비용도 높지만 특정 질환에 뛰어난 치료 효과를 보이기도 한다.

과거에는 신약의 다수가 합성의약품이었지만, 지난 수십 년간 바이오 기술의 발전으로 바이오의약품의 비중이 빠르게 커지고 있다.

바이오의약품의 종류

바이오의약품은 그 종류가 정말 다양하다. 바이오의약품은 살아 있는 생물에서 얻은 물질이나 세포, 유전자 등을 이용해 만든다. 그래서 만드는 방법도 복잡하고, 종류도 훨씬 다양하다.

가장 역사가 오래된 바이오의약품은 백신이다. 백신은 병원체의 항원 또는 유사한 물질을 인체에 투여하여 병원체에 대한 면역력을 가지도록 하는 약이다. 예전에는 병원균을 약하게 만든 생백신, 완전히 죽인 사백신 등이 주로 사용됐지만, 최근에는 바이러스벡터 백신, mRNA 백신, DNA 백신 같은 새로운 형태의 백신이 많이 개발되고 있다.

혈액제제는 사람의 혈액에서 필요한 성분만 추출해서 만든 약으로, 대표적으로는 알부민과 면역글로불린 등이 있다. 이런 약은 수혈이 필요할 때나 면역이 약한 사람을 도울 때 쓰인다.

단백질의약품은 유전자 조작 기술이나 세포배양 기술을 이용해 만든 단백질 성분의 약이다. 예를 들면, 인슐린, 성장호르몬, 인터페론, 에리스로포이에틴(EPO) 같은 것들이 여기에 해당한다. 인체에서 중요한 기능을 하는 단백질을 만들어서 질병 치료에 사용하는 것이다.

최근 많이 개발되고 있는 항체치료제는 질병에 관련된 특정 항원에 달라붙는 항체를 이용한 약이다. 대표적인 약으로는 휴미라(Humira)가 있는데, 이 약은 한때 세계에서 가장 많이 팔린 의약품이기도 했다.

세포치료제는 살아 있는 세포를 체외에서 배양·조작해 치료 목적으로 사용하는 약이다. 줄기세포를 이용해 손상된 조직을 재생시키거나, 면역세포를 이용해 암세포를 공격하는 방식 등이 있다. 요즘에는 특히 T세포나 NK세포를 이용한 면역세포치료제가 주목받고 있다.

마지막으로, 유전자치료제는 문제가 되는 유전자를 고치거나, 새로운 유전자를 넣어서 질병을 치료하는 약이다. 어떤 경우에는 환자의 세포를 꺼내 유전자를 조작한 뒤 다시 몸에 넣어 치료하기도 한다. 최근에는 유전자 가위(CRISPR) 같은 기술을 이용한 치료제도 개발되고 있어, 앞으로 더욱 발전 가능성이 크다.

이처럼 바이오의약품은 종류도 많고, 쓰임새도 다양해서 앞으로 질병의 원인에 직접 접근해 치료할 수 있는 강력한 무기가 되고 있다.

바이오의약품의 종류

구분	개요
백신	병원체 등 항원을 투입해 항체를 유도하여 질병에 대한 면역력을 갖게 하는 의약품
혈액제제	혈액을 원료로 하여 제조한 의약품
단백질의약품	유전자재조합이나 세포배양 등으로 제조한 단백질 성분 의약품
항체치료제	세포 표면의 항원과 결합하는 항체를 치료제로 사용하는 의약품
세포치료제	살아 있는 자가, 동종, 이종세포를 체외에서 배양·증식하여 제조한 의약품
유전자치료제	유전물질을 인체에 투여하는 의약품

신약 탐색 단계

신약개발의 첫걸음은 바로 질병을 치료할 수 있는 후보 물질을 찾는 것이다. 이를 신약 탐색 단계라고 부르며, 이 과정에서 어떤 물질이 실제로 약이 될 수 있는지를 선별하게 된다.

먼저 연구자들은 질병이 어떻게 시작되고, 어떤 경로를 따라 진행되는지를 과학적으로 분석한다. 질병의 원인이 되는 유전자나 단백질을 찾고, 그 작용을 조절할 수 있는 방법을 고민한다. 그리고 이런 표적에 작용할 수 있는 물질을 찾아내는 것이 탐색 단계의 핵심이다.

이 과정에서 매우 중요한 것이 바로 선도 화합물(lead compound)이다. 선도 화합물이란 질병과 관련된 유전자나 단백질에 작용해 병의 진행을 늦추거나 멈추게 할 수 있는 가능성을 가진 물질을 말한다. 신약개발의 씨앗이 되는 물질이라고 할 수 있다.

예를 들어, 어떤 단백질이 과도하게 활성화되어 질병을 일으킨다면, 그 단백질의 기능을 억제하는 선도 화합물이 필요하다. 반대로, 기능이 떨어진 단백질을 다시 활성화해야 하는 경우도 있다. 이처럼 선도 화합물이 표적에 효과적으로 작용한다면, 이를 바탕으로 약의 구조를 조금씩 개선해 나가면서 신약 후보 물질로 발전시킨다.

후보 물질은 자연에서 얻어지는 경우도 있다. 예를 들어, 항생제처럼 미생물이 만들어내는 생리활성 물질, 혹은 인체의 세포나 조직에서 분비되는 단백질 등은 오래전부터 신약개발의 출발점이 되어왔다. 식물, 곤충, 해양 생물 등 자연계에 존재하는 수많은 생명체들도 신약 탐색의 귀중한 자원이 된다.

이처럼 신약 탐색 단계는 질병을 분자 수준에서 이해하고, 치료 가능성을 가진 표적과 물질 사이의 연결고리를 과학적으로 찾아내는 과정이다. 이후의 모든 신약개발 단계는 이 중요한 출발점 위에 세워진다고 할 수 있다.

전임상 단계

신약 후보 물질을 찾았다면, 그 다음으로 전임상 단계(preclinical stage)를 거쳐야 한다. 전임상 단계에서는 주로 세포 실험과 동물 실험을 통해 약물의 특성을 정밀하게 분석한다. 먼저 세포 수준에서는 약물이 질병과 관련된 세포에 어떤 영향을 주는지, 세포 기능을 회복시키거나 억제하는 효과가 있는지를 평가한다. 이후 동물 모델을 활용해 약물의 안전성과 효과를 검증한다.

이 과정에서 가장 중요한 것은 독성 평가다. 약물이 생체에 해를 주지 않는지를 확인하고, 어떤 부작용이 나타날 수 있는지를 살핀다. 이때 사용하는 실험 동물은 보통 생리학적으로 사람과 유사한 특징을 가진 종으로, 마우스나 랫드, 개, 원숭이 등이 대표적이다.

또한, 전임상 단계에서는 약물의 체내 이동 경로, 즉 흡수, 분포, 대사, 배설 과정을 살펴보는 약동학(pharmacokinetics) 연구도 함께 진행된다. 이를 통해 약물이 몸속에서 얼마나 빠르게 흡수되고, 어떤 장기에 축적되며, 어떻게 분해되고 배출되는지를 파악할 수 있다. 이 정보는 임상시험에서 적절한 투여 용량과 투여 방법을 결정하는 데 꼭 필요하다.

전임상 단계는 후속 임상시험이 안전하고 과학적으로 설계될 수 있도록 기반을 다지는 작업이다. 만약 이 단계에서 안전성이나 유효성에 문제가 발견되면, 임상 단계로 넘어가지 못하고 개발이 중단되기도 한다. 따라서 전임상 단계는 신약의 성공 가능성을 가늠하는 매우 중요한 관문이라 할 수 있다.

임상시험이란

신약이 사람에게 사용되기 위해서는, 동물실험에서 얻은 결과만으로는 부족하다. 이 약이 실제로 사람에게 얼마나 효과가 있고, 얼마나 안전한지를 검증해야 한다. 이 과정을 임상시험이라고 부른다.

임상시험은 보통 1상, 2상, 3상으로 나뉘며, 각각의 단계마다 확인하는 목적이 조금씩 다르다. 1상에서는 약물이 사람에게 안전한지를, 2상에서는 효과가 있는지를, 3상에서는 다수의 사람을 대상으로 실제 치료에 얼마나 도움이 되는지를 본다.

임상시험을 시작하려면 먼저 정부의 승인을 받아야 한다. 이를 위해 제출하는 서류를 미국에서는 IND(Investigational New Drug)라고 하며, 우리나라에서는 의약품 임상시험계획 신청서라고 한다. 이 신청서에는 동물 실험 결과, 제조 과정의 품질과 일관성에 대한 정보, 그리고 임상시험 계획이 포함된다. FDA는 이 정보를 바탕으로 신약이 초기 임상시험에서 사람에게 심각한 위험을 초래할 가능성이 있는지를 평가한다. FDA는 제출된 자료를 바탕으로 30일 이내에 임상시험 진행 여부를 검토하며, 별도의 중단 통보가 없을 경우 임상시험을 자동 개시할 수 있다.

하지만 정부 승인만으로는 충분하지 않다. 임상시험은 사람을 대상으로 하기 때문에, 시험이 윤리적으로 문제는 없는지, 참가자의 안전이 잘 보호되는지도 꼼꼼히 따져봐야 한다. 이 역할을 하는 곳이 바로 IRB(Institutional Review Board)이다. IRB는 기관생명윤리위원회라고 하며, 임상시험의 윤리적 타당성과 피험자 보호 여부를 심사하는 기구이다.

신약개발 임상시험은 주로 제약회사나 바이오 기업처럼 신약을 개발하는 곳에서 의뢰를 하여 시작하게 된다. 이런 기업들을 스폰서(sponsor) 또는 임상시험의뢰자라고 부른다. 스폰서는 시험을 설계하고 비용을 부담하며, 모니터링, 규제기관 보고, 자료 분석 등의 책임을 진다. 때로는 임상시험을 전문적으로 수행하는 업체(contract research organization, CRO)에게 업무를 위탁하기도 한다.

하지만 실제로 약을 투여하고, 환자를 진료하고, 데이터를 수집하는 현장은 따로 있다. 이를 임상시험실시기관이라고 한다. 일반적으로 대학병원이나 대형 종합병원이 해당되며, 이곳에는 임상시험에 경험이 많은 의사(시험책임자)와 전문 연구간호사, 데이터 관리자가 함께 참여한다. 스폰서는 실시기관과 협력하여, 계획된 프로토콜에 따라 시험이 제대로 수행되는지를 지속적으로 관리한다.

임상시험은 정해진 프로토콜에 따라 매우 체계적으로 진행된다. 예를 들어, 어떤 사람들을 대상으로 할지(선정 기준), 어떻게 약을 투여할지, 얼마나 자주 병원을 방문할지 등이 모두 정해져 있다. 또 시험의 공정성을 위해 무작위배정(랜덤화)이나 이중눈가림(시험자도, 참가자도 어떤 약을 받는지 모르게 하는 방식) 같은 방법도 자주 사용된다.

임상시험의 목적은 약이 정말 효과가 있는지를 확인하는 것이다. 이를 위해 엔드포인트(endpoint)라는 평가 기준을 미리 정해둔다. 엔드포인트는 임상시험 프로토콜에서 계획된 결과 측정 항목 중 가장 중요한 것으로, 치료제의 효과를 평가하는 데 핵심적인 역할을 한다. 대부분의 임상시험은 1개의 주요 결과 측정 항목(primary outcome measure)을 가지지만, 일부 시험에서는 2개 이상을 설정하기도 한다.

최근 임상시험에서는 약물의 효과를 높이고, 필요한 환자에게 정확히 전달하기 위해 바이오마커를 활용하는 경우가 많아지고 있다. 바이오마커(biomarker)는 우리 몸의 상태를 알려주는 생물학적 지표로, 예를 들어, 혈액 속 단백질 수치처럼 혈액 검사로 확인할 수 있는 지표, 특정 유전자 변이, 염증 수준, CT나 MRI 같은 영상 진단 결과 등이 모두 바이오마커에 해당한다. 이런 바이오마커를 통해 어떤 환자에게 약이 더 잘 듣는지를 알 수 있고, 치료 효과를 더 빨리 확인할 수도 있다. 예를 들어, 암 치료제의 경우 특정 유전자가 변이된 환자에게만 효과가 크다는 것이 밝혀지면, 그 유전자를 가진 환자만을 대상으로 임상시험을 진행할 수 있다. 바이오마커를 이용하면 임상시험이 더 효율적이고 안전하게 진행될 수 있으며, 환자에게 꼭 맞는 맞춤형 치료법을 개발하는 데도 도움이 된다.

임상 1상 단계

임상 1상 시험은 신약후보물질이 처음으로 사람에게 투여되는 단계다. 이 시험의 가장 큰 목적은 약물이 사람에게 안전한지, 그리고 어느 정도의 용량이 적절한지를 확인하는 것이다.

보통 임상 1상은 건강한 사람을 대상으로 진행된다. 그러나 항암제처럼 부작용이 강하거나, 건강한 사람에게 투여하기 어려운 약물은 해당 질환을 가진 환자를 대상으로 시험이 이루어진다.

시험은 일반적으로 소량의 약물을 투여한 뒤, 점차 용량을 늘려가며 인체의 반응을 관찰하는 방식으로 진행된다. 예상하지 못한 부작용이 나타나는지도 면밀히 살펴본다. 이때 사용하는 초기 용량은 동물실험 결과를 바탕으로 사람에게 안전할 것으로 예상되는 최소한의 용량으로 시작한다. 임상 1상 시험은 단일 증량 연구와 다중 증량 연구로 나뉘는데, 단일 증량 연구(single ascending dose)에서는 참가자가 한 번만 약물을 투여받고 신체 반응을 관찰하는 반면, 다중 증량 연구(multiple ascending dose)에서는 같은 참가자가 여러 번 약물을 투여 받으면서 체내 농도가 어떻게 변하는지를 살펴본다.

이 시험을 통해 얻을 수 있는 주요 정보는 크게 세 가지이다. 첫째, 약물이 어느 정도의 용량까지 안전하게 투여될 수 있는지 확인하여 후속 임상시험을 위한 적절한 용량 범위를 결정한다. 둘째, 약물 복용으로 인해 나타날 수 있는 부작용을 파악한다. 셋째, 혈액과 조직에서 약물 농도가 어떻게 변하는지 확인하는 약물동태학 연구, 약물이 신체에 미치는 효과를 분석하는 약력학 연구를 진행하여 약물이 체내에서 어떻게 움직이고 작용하는지를 살펴본다.

항암제의 경우 일반적으로 암 환자를 대상으로 임상 1상 시험이 진행된다. 항암제 임상 1상의 주요 목표는 환자가 견딜 수 있는 최대 용량을 찾는 것이다. 이를 위해 흔히 사용하는 방식이 '3+3 설계'다. 처음 세 명의 환자에게 소량을 투여한 뒤, 부작용이 심하지 않으면 추가로 세 명에게 더 높은 용량을 투여한다. 이런 식으로 용량을 점진적으로 높여가며 안전한 범위를 찾아낸다.

임상 2상 단계

임상 2상 시험은 신약후보물질이 실제로 치료 효과가 있는지를 처음으로 본격적으로 평가하는 단계다. 약물이 기대한 대로 질병을 개선할 수 있는지를 질환을 가진 환자에게 직접 투여해 확인하는 것이다. 제약회사들은 이 단계를 개념 입증(Proof of Concept, POC) 연구라고 부르기도 한다.

임상 1상에서는 대부분 건강한 사람을 대상으로 안전성을 확인했다면, 임상 2상부터는 실제 환자들이 시험에 참여하게 된다. 이 단계에서 약물이 인체에서 어떻게 작용하는지를 좀 더 깊이 있게 관찰하고, 어떤 용량에서 가장 효과가 좋은지를 찾는 것이 중요한 목표이다. 그래서 초기 임상 2상에서는 여러 용량을 나눠 시험해 보는 경우가 많다.

임상 2상의 시험 규모와 방식은 매우 다양하다. 어떤 시험은 한 개의 병원에서 소규모로 진행되기도 하고, 반대로 여러 나라에 걸쳐 시행되는 대규모 시험도 있다. 제약회사들은 임상 2상을 더 세분화해 2a상과 2b상으로 나누기도 한다. 2a상은 약물이 인체에서 효과를 나타낼 가능성이 있는지를 확인하는 초기 단계이고, 2b상은 좀 더 많은 환자를 대상으로 효과의 정도와 적절한 용량을 본격적으로 평가하는 단계다.

임상 2상 시험 단계에서 제약회사는 다음 단계인 임상 3상 진행 여부를 결정해야 한다. 임상 3상은 시험 대상자 수도 많고, 비용도 매우 크기 때문에, 신중한 판단이 필요하다. 또한 이 시기에는 임상 3상에서 어떤 기준으로 약의 효과를 평가할 것인지(primary endpoint)를 설정하는 작업도 함께 이루어진다.

임상 3상 단계

임상 3상 시험은 신약이 실제로 효과가 있는지, 그리고 안전하게 사용할 수 있는지를 최종적으로 확인하는 단계다. 임상 1상과 2상에서 얻은 정보들을 바탕으로, 더 많은 환자를 대상으로 시험을 확대해 약물의 치료 효과와 부작용 여부를 종합적으로 평가한다.

이 단계에서 얻어진 결과는 매우 중요하다. 일반적으로 제약회사는 임상 3상 데이터를 근거로 신약 허가를 신청하게 되며, 규제 기관은 이 자료를 바탕으로 신약의 시판 여부를 판단한다. 그래서 이러한 임상 3상은 피보탈 임상시험(pivotal trial)이라고도 불린다. 그만큼 신약 개발의 성패를 가르는 핵심 단계다.

임상 3상 시험은 실제로 약을 처방받게 될 환자들을 기준으로 참여자를 선정하는 것이 중요하다. 참여 대상자 선정 기준은 명확하게 정해지며, 이후 신약이 허가될 때 '제품설명서'에 명시되는 적응증이나 사용 조건에도 반영될 가능성이 높다.

임상 3상 단계에서는 치료 효과뿐 아니라 부작용과 안전성도 더욱 정밀하게 분석된다. 이때 얻어진 데이터는 단순히 신약 허가에만 활용되는 것이 아니라, 향후 의료 현장에서 의사와 환자가 약을 선택하는 데 있어 중요한 판단 기준이 된다.

모든 임상 단계를 항상 거치는가?

신약은 일반적으로 임상 1상, 2상, 3상의 단계를 순서대로 거치며 개발된다. 하지만 모든 신약개발이 똑같지는 않다. 약물의 특성이나 임상 결과에 따라 단계가 생략되거나 통합되는 경우도 있다.

예를 들어, 임상 2상에서 예상보다 뛰어난 치료 효과가 나타나면, 규제 기관이 신속 승인 제도(accelerated approval)를 적용해 임상 3상 데이터를 확보하기 전에도 신약을 조건부로 허가해주는 경우가 있다. 이는 주로 치료 옵션이 거의 없는 중증 질환이나 희귀 질환에서 환자들의 접근성을 높이기 위한 제도다.

어떤 경우에는 임상 단계를 통합해서 진행하기도 한다. 이를 심리스 임상시험(seamless clinical trials)이라고 부른다. 예를 들어 임상 1상과 2상을 하나의 시험으로 연결해 수행하는 경우다. 임상 1/2상 시험에서는 먼저 소규모로 약물의 안전성과 적절한 용량을 찾고, 이후 같은 시험을 확장하여 더 많은 환자를 대상으로 치료 효과를 평가한다. 마찬가지로, 임상 2/3상 시험은 사전에 설계된 조건에 따라, 초기 효과가 확인되면 중단 없이 3상 단계로 확대할 수 있도록 계획된 임상시험이다.

이와 같이 일반적으로 신약개발에서 임상시험은 일반적으로 순차적으로 진행되지만, 상황에 따라 유연하게 조정될 수 있다.

신약의 출시

허가심사 과정

임상시험이 성공적으로 마무리되면, 제약회사는 신약 판매 허가를 받기 위해 정식 신청서를 제출하게 된다. 미국에서는 개발한 약물의 성격에 따라 신청 유형이 달라진다. 일반적인 합성의약품은 NDA(New Drug Application), 단백질, 항체, 세포 치료제, 백신과 같은 바이오의약품은 BLA(Biologics License Application)를 신청한다.

이 두 신청은 미국 FDA의 각각 다른 부서에서 담당하지만, 제출서류의 구성과 심사 절차는 유사하다. 제약회사는 임상시험 결과를 모두 정리해 신약의 효과와 안전성이 충분히 입증되었음을 설명해야 하며, 제품 설명서(라벨링) 초안도 함께 제출한다.

FDA는 이 자료를 검토한 후 신약을 승인할 수도 있지만, 경우에 따라 보완요구서(Complete Response Letter, CRL)를 발행할 수도 있다. CRL은 신약 허가 신청이 거절되었음을 의미하며, FDA가 신약의 효과와 안전성이 충분하지 않다고 판단했을 때 발행된다.

CRL을 받은 제약회사는 그 내용을 바탕으로 FDA와 논의를 요청할 수 있으며, 부족한 자료를 보완해서 다시 신청하거나, 전략적으로 신청을 철회하는 선택을 하기도 한다.

약가 결정과 급여

신약이 정부로부터 허가를 받았다고 해서 바로 환자들이 사용할 수 있는 것은 아니다. 대부분의 나라에서는 신약이 건강보험의 혜택을 받을 수 있을지, 그리고 얼마의 약값이 적절한지를 따로 평가하는 과정을 거친다.

이 평가를 담당하는 기관을 의료기술평가 기관(health technology assessment, HTA)이라고 한다. HTA 기관은 신약이 실제로 비용 대비 얼마나 효과적인지, 즉 환자에게 줄 수 있는 가치가 약값에 비해 충분한지를 분석해서 건강보험 적용 여부를 결정한다.

그런데, 미국에서는 상황이 조금 다르다. 미국에서는 HTA가 의무가 아니므로 신약이 FDA의 허가만 받으면, 자유롭게 약값을 책정하고 곧바로 시장에 출시할 수 있다. 그렇지만 미국에도 민간 비영리 HTA 기관인 ICER(Institute for Clinical and Economic Review)가 있어, 신약이 제시한 가격이 임상적 가치에 비해 적절한지를 평가한다. ICER의 평가는 법적 구속력은 없지만, 민간 보험사와 정책 결정자들이 약가를 판단하는 데 실질적인 영향을 준다.

HTA 기관은 신약이 실제로 "그만한 돈을 들일 가치가 있는지"를 평가하기 위해 비용-효과 분석을 진행한다. 예를 들어 영국의 NICE(National Institute for Health and Care Excellence)와 같은 기관은 신약의 가치를 평가하는 보고서를 발표한다. 이러한 평가에서는 임상시험 결과뿐만 아니라 기존 연구 논문, 전자의무기록, 환자 등록 데이터 같은 실제 임상 데이터를 함께 고려하여 종합적으로 판단한다.

이러한 평가 방식은 신약을 개발하는 기업의 전략에도 큰 영향을 준다. 신약이 좋은 평가를 받기 위해서는 HTA와 관련된 기준을 임상시험 단계에서부터 충족시켜야 하기 때문이다. 특히, 임상시험을 설계할 때 어떤 비교 대상과 평가 기준을 설정하는지가 중요하다. 신약을 허가받을 때는 기존 치료법과 비교하지 않아도 되는 경우가 있지만, HTA 기관은 신약이 기존 치료보다 얼마나 우수한지를 중요하게 평가한다. 따라서 기존 치료와 직접 비교하는 임상시험이 없으면 신약이 높은 가치를 인정받기 어려울 수 있다. 이처럼 신약이 시장에 출시되기 위해서는 시판 허가 뿐만 아니라 약가 결정과 급여에서 우수성을 인정받는 것이 중요하다.

2장

기술가치평가

기술의 가치는 얼마입니까

신약을 개발하는 기업, 특히 바이오벤처기업들이 자주 받는 질문은 "개발하고 있는 기술의 가치가 얼마나 될까요?"라는 것이다. 이는 매우 어려운 질문이다. 이러한 질문에 대해 "이 기술은 정말 우수합니다"라는 막연한 답변 외에는 구체적으로 답하기 어려운 것이 현실이다.

"기술의 가치가 얼마입니까?"라는 질문에 대한 답을 찾는 과정이 기술가치평가(technology valuation)이다. 기술가치평가는 단순히 기술이 우수한지를 판단하는 것을 넘어, 해당 기술이 창출할 수 있는 경제적 가치를 정량적으로 추정하는 과정이다.

일반적으로 기술가치평가는 기술을 사고파는 과정에서 가장 많이 활용된다. 특히 신약개발에서는 라이선스와 같은 기술 거래가 중요한 사업전략이므로 기술가치평가의 필요성은 더욱 크다.

그 외에도 기술을 담보로 금융기관에서 융자를 받는 경우, 법적 분쟁 상황에서 기술의 경제적 가치를 입증하는 경우, 기술사업화 타당성 검토, 기술 포트폴리오 평가 등 다양한 목적에 기술가치평가가 활용된다.

기술 투자 및 거래 시장은 기술에 대한 정보가 당사자 간에 불균형하게 분포되어 있어 시장의 비효율이 발생하기 쉽다. 기술가치평가는 이러한 정보 비대칭을 완화하고, 기술과 관련된 투자 및 거래 의사결정에 신뢰할 수 있는 정보를 제공함으로써 시장 기능을 보완하는 역할을 한다.

특히 신약개발과 같이 높은 불확실성과 장기간의 개발 기간이 요구되는 분야에서는, 기술가치평가를 통해 투자 유치, 기술이전, 인수합병 등에서 중요한 의사결정의 근거를 마련할 수 있다.

기술가치평가의 역사

"이것의 가치는 얼마인가?"라는 질문에 답하는 과정인 가치평가는 인류의 상거래 활동과 함께 발전해 온 오래된 개념이다. 예로부터 사람들은 보석, 예술품, 부동산과 같은 자산을 사고팔기 위해 그 가치를 평가해 왔다. 과거에는 가치평가의 주요 대상이 주로 건물, 토지, 보석, 예술품과 같은 실물자산에 한정되었으며, 이러한 자산의 경제적 가치를 측정하는 방법이 발달해 왔다. 특히, 화재보험과 같은 손해보험이 등장하면서 자산의 손실액을 평가해야 하는 경우가 많아졌고, 이에 따라 실물자산을 보다 정교하게 평가하는 가치평가 방법이 발전했다.

1900년대 들어 미국에서는 철도건설과 같은 투자사업의 타당성을 분석하는 방법으로 미래현금흐름을 할인율을 사용하여 현재가치로 환산하는 순현재가치법(NPV)이 공학 분야에서 등장하였다.

1970~80년대 들어 미국 주식 시장이 활성화되면서, 금융자산에 대한 가치평가의 필요성이 대두되었다. 주식과 채권과 같은 금융자산은 실물자산과 달리 시장 변동성과 기대 수익률에 따라 가치가 크게 달라졌기 때문에, 이를 평가하는 새로운 방법론이 개발되었다. 이후 선물, 옵션과 같은 파생상품이 등장하면서 금융자산의 가치평가 방식은 더욱 고도화되었고, 다양한 금융 상품들이 시장에서 거래되기 시작했다. 이처럼 가치평가의 대상은 시대에 따라 점점 확대되었으며, 1990년대 후반부터는 기술자산의 가치평가에 대한 논의가 본격화되었다.

1990년대 후반에서 2000년대 초반에는 닷컴 버블이 발생하면서 가치평가의 중요성이 다시 한 번 부각되었다. 닷컴 버블은 인터넷과 IT 기술 기업들에 대한 과열된 투자로 인해 형성된 거품 경제 현상으로, 당시 많은 인터넷 기반 기업들이 실질적인 수익 모델 없이도 높은 기업 가치를 인정받았다. 그러나 2000년대 초반으로 접어들면서 기업의 실적이 투자자들의 기대를 충족하지 못하자, 거품이 빠르게 붕괴했고 수많은 닷컴 기업들이 파산하거나 기업 가치가 급락했다. 이 사건은 단순한 기대감이나 잠재력만으로 기업을 평가하는 것이 위험할 수 있음을 보여주었으며, 이후 가치평가 방식에서 보다 객관적인 평가 기준과 분석 방법론의 필요성이 강조되는 계기가 되었다.

우리나라에서는 1990년대부터 정부와 공공기관이 주도하여 기술 가치평가가 발전하기 시작했다. 1996년에는 기술을 담보로 대출하는 기술담보사업이 논의되면서 기술자산의 경제적 가치를 평가하는 개념이 도입되었다. 2000년대 들어 기술이 기업의 경쟁력을 결정하는 핵심 요소로 부각되면서, 「기술이전 및 사업화 촉진에 관한 법률」에 기술가치평가 관련 조항이 신설되었고, 정부 차원에서 「기술평가실무 가이드」를 발간하는 등 기술가치평가를 활성화하기 위한 지원을 확대하였다.[1]

기술이라는 자산의 특성

가치평가 측면에서 기술자산은 일반적인 자산과는 다른 고유한 특성이 있다. 일반적인 자산은 그 자산이 완성된 형태에서 가치를 가진다. 예술품이나 건축물과 같은 자산은 완성되었을 때 가치를 평가받을 수 있다. 반면에 기술은 개발 중인 단계에서도 가치를 가질 수 있다.

신약개발은 완성되기 이전 R&D단계에서도 거래와 투자의 대상이 된다. 아울러 기술은 완성 과정에서 그 단계별로 다른 가치를 가지며, 평가 시점에 따라 가치 변동이 크다. 예를 들어, 신약 후보물질이 임상 1상 단계에 있을 때와 임상 3상 단계에 있을 때 가치는 크게 다르다.

기술은 시간에 따라 가치가 크게 변화하는 특성이 있다. 신약의 경우 특허보호기간이 많이 남아 있는 경우 가치가 크지만 특허 만료 시기가 가까워지면 그 가치는 급감하게 된다.

부동산, 예술품 등의 일반 자산은 자체적으로 가치가 존재하지만, 기술은 다른 제품이나 서비스에 적용될 때 비로소 경제적 가치를 실현할 수 있다. 기술의 가치는 그 자체로 실현된다기 보다는 다른 제품이나 서비스를 통해서 실현된다는 특성이 있다.

일반적 자산은 소유자가 누구인지에 크게 영향을 받지 않는다. 예를 들어 부동산 자산의 가치는 누가 보유하고 있는지가 중요한 요인은 아니다. 그러나 기술은 같은 기술이라도 사업화하는 기업의 역량에 따라 경제적 가치가 달라질 수 있다. 특정 기업에서는 핵심 기술로 활용될 수 있는 기술이 다른 기업에서는 의미 없는 기술이 될 수도 있다.

기술가치평가와 유사한 것으로 기업가치평가가 있다. 두 평가 모두 자산의 가치를 평가하는 과정이지만, 평가 대상과 목적, 접근 방식에서 다른 방법이다. 기업가치평가는 기업 전체의 가치를 평가하는 반면, 기술가치평가는 특정 기술자산이 가진 가치를 평가한다. 기업가치평가는 기업의 주식 발행, 기업 인수합병 등에 사용되며, 기술가치평가는 주로 기술 이전, 라이선싱과 같은 의사결정을 위한 정보로 활용된다.

기술가치평가와 기업가치평가는 다르지만 밀접한 관계가 있다. 제약기업과 같은 기술 중심 기업에서는 기술이 기업의 핵심 자산이기 때문에, 기술의 가치가 기업 전체의 가치에 직접적인 영향을 미친다. 신약을 개발 중인 기업의 경우 신약 후보물질의 가치가 높게 평가되면 기업의 가치도 상승할 가능성이 크다.

기술가치평가 접근법

기술가치평가에는 크게 세 가지 접근법이 있는데, 각각 과거, 현재, 미래에 초점을 두고 있다. 비용접근법은 과거에 투입된 비용을, 시장접근법은 현재의 유사 거래 사례를, 그리고 수익접근법은 기술 사업화로 인해 미래에 얻게 될 수익을 고려한다.

① 비용접근법

비용접근법(cost approach)은 원가접근법이라고 번역하기도 하는데, 용어 그대로 기술을 개발하는데 들어가는 비용 또는 원가에 근거를 두고 가치를 평가하는 방법이다. 비용접근법의 구체적인 방법으로는 대상기술을 개발하는 데 투입된 과거의 제반 비용을 합산하여 가치를 평가하는 역사적원가법, 대상기술과 동일한 유용성을 가지는 대체기술의 개발비용을 기준으로 하는 대체원가법, 대상기술과 동일한 방법으로 동일한 기술을 개발하여 완성하는 데 소요되는 총원가를 기준으로 하는 재생산원가법이 있다. 이러한 비용접근법은 공장이나 시설과 같은 유형자산의 가치평가에 적용하는 경우가 많으나, 기술자산의 평가에는 잘 사용되지 않는다. 특히, 신약개발의 경우 과거에 지출된 비용이 미래의 가치와 직접 관련성이 없기 때문에 더욱 적용하기 어렵다.

② 시장접근법

시장접근법(market approach)은 유사사례의 시장거래금액을 바탕으로 가치를 산정하는 방법으로 비교거래사례법(comparable transactions method)이라고도 한다. 이 방법은 실제 시장에서 유사한 기술자산이 거래된 사례를 수집하고, 이를 기준으로 평가 대상 기술의 가치를 추정하는 방식이다.

이 방법의 핵심은 평가 대상 기술과 비교할 수 있는 유사한 조건의 기술 거래 사례를 찾아, 그 거래 금액을 기준으로 가치를 추정하는 것이다. 신약개발의 경우 유사한 적응증, 개발단계, 거래조건 등을 찾아서, 거래 금액을 조사하는 것이다.

이 방법의 장점은 시장에서 실제 거래된 수치를 바탕으로 해 객관적이고 현실성 있는 가치 산정이 가능하다는 점이다. 그러나 완전히 동일한 조건의 유사사례를 찾기 어렵고, 비공개 거래 정보가 많아 데이터 접근성에 제한이 있다. 따라서 실무에서는 시장접근법만 단독으로 사용하기보다, 수익접근법 등과 병행하여 교차 검증하는 방식으로 활용하는 것이 일반적이다.

③ 수익접근법

수익접근법(income approach)은 기술의 사업화를 통해 발생할 것으로 예상되는 미래의 경제적 이익을 바탕으로 현재 가치를 산정하는 방식으로, 기술가치평가에서 가장 널리 활용되는 방법 중 하나다. 신약개발 기술의 경우, 개발비용과 상용화 이후 예상되는 매출 등을 예측한 후, 이를 적절한 할인율로 할인하여 순현재가치를 계산한다.

수익접근법의 장점은 기술의 고유한 특성과 미래 수익성을 반영할 수 있어 내재가치(intrinsic value)를 추정하는 데 효과적이라는 점이다. 반면, 매출 예측, 시장 점유율, 비용 구조, 할인율 등 다양한 가정에 따라 결과가 크게 달라질 수 있어 주관성이 개입될 여지가 있다는 한계도 존재한다. 따라서 실무에서는 신중한 가정 설정과 함께, 시장접근법 등과 병행하여 결과를 검증하는 방식이 필요하다.

기술가치평가 모형

실제 기술가치평가에 자주 사용되는 모형들은 대다수가 수익접근법에 기반을 두고 있다. 고전적인 수익접근법 모형인 NPV 모형을 비롯하여, 신약개발 가치평가에 특화된 rNPV 모형, 옵션의 가치를 반영한 리얼옵션 모형, 기술의 예상 로열티를 근거로 평가하는 로열티공제법, 사업가치 중 기술의 기여도를 반영하는 기술기여도법 등이 실제 기술가치평가에 활용되고 있다.

① NPV 모형

수익접근법을 적용하는 데 있어 가장 기본이 되는 방법이 바로 NPV(Net Present Value) 모형이다. 이 모형은 미래에 발생할 것으로 예상되는 현금흐름을 일정 할인율로 현재 가치로 환산한 후, 이를 모두 합산하여 자산이나 기술의 가치를 평가한다.

NPV는 다음과 같은 공식으로 계산된다. 각 연도(t)에서 발생하는 순현금흐름(C_t)은 해당 시점의 현금유입에서 현금유출을 차감한 값이며, 이 현금흐름을 할인율(r)을 적용해 현재가치로 환산하고, 이를 최초 시점부터 마지막 시점(n)까지 모두 합산하여 NPV를 도출한다.

$$NPV = \sum_{t=0}^{n} \frac{C_t}{(1+r)^t}$$

C_t: 현금흐름(현금유입−현금유출)

r: 할인율

NPV는 특정 투자 또는 프로젝트의 기간 동안 발생하는 비용과 수익을 바탕으로 각 기간의 현금흐름을 현재가치로 환산하여 가치 평가를 수행한다. 이 방식은 투자, 기업 프로젝트, 기술개발 등 다양한 재무적 의사결정에 활용되며, 신약개발 프로젝트에서도 기술 상용화에 따른 미래 수익을 정량화하는 데 필수적인 도구로 사용된다.

② rNPV 모형

위험조정 순현재가치(risk-adjusted net present value, rNPV) 모형은 전통적인 NPV 모형을 확장하여 신약개발과 같이 연구개발 중심 산업에서 발생하는 불확실성과 위험을 보다 효과적으로 반영하기 위해 개발되었다.

NPV 모형은 20세기 초부터 투자 의사결정에 널리 사용되어 왔다. 미래 현금 흐름을 적절한 할인율로 할인하여 현재 가치로 환산하는 방식이지만, 모든 예상 현금 흐름이 불확실성을 고려하지 않고 실현된다고 가정하기 때문에 높은 불확실성을 가진 연구개발 프로젝트에는 적절하지 않았다. 특히 전임상, 임상 1상, 2상, 3상, 승인 단계마다 성공 확률이 다르므로, 일반적인 NPV 모형으로는 정확한 평가가 어려웠다.

이를 극복하기 위해 시간에 따른 위험의 정도에 따라 할인율을 조정하여 해결하려고 했으나 할인율을 조정하는 방식으로 위험을 정확히 반영하는 것은 실무적으로 어려웠다.

이러한 문제를 해결하는 대안으로, 할인율을 조정하는 대신 각 시기 현금 흐름에 위험 요소를 직접 반영하는 방법이 등장했다. 특정 단계에서 성공할 확률을 반영하여 미래 현금 흐름을 가중 평균 방식으로 조정하는 rNPV 모형이 개발되었다. rNPV 모형은 성공 확률을 반영한 현금 흐름을 먼저 계산한 뒤, 이를 할인율로 할인하여 현재가치를 산출하는 방식이다.

$$rNPV = \sum_{t=0}^{n} \frac{P_t \times C_t}{(1+r)^t}$$

C_t: 현금흐름(현금유입−현금유출)

P_t: 현금흐름의 발생확률

r: 할인율

NPV 모형에서는 미래 현금흐름의 모든 리스크를 할인율에 반영했다면, rNPV 모형에서는 현금흐름 발생확률을 별도로 반영하기 때문에 rNPV 모형과 NPV 모형의 할인율의 크기는 차이가 있다.

rNPV 모형은 현금흐름 발생확률을 별도로 적용하므로 정확한 성공 확률을 추정하는 것이 중요하다. 성공 확률을 추정할 수 있는 충분한 데이터가 존재할 때 효과적이다.

③ 리얼옵션 모형

옵션이란 선택권이란 뜻으로 미래 시점에서 어떤 자산을 사고 팔 수 있는 권리를 말한다. 금융자산에 대한 옵션을 금융옵션(financial option)이라 부르며, 기술자산과 같은 실물자산에 대한 옵션을 실물옵션(real option)이라고 부른다.

이러한 실물옵션의 가치를 반영한 가치평가 방법을 리얼옵션 모형(real option method)이라고 한다. 옵션의 가치는 미래에 어떤 특정 투자를 진행하거나 포기할 수 있는 선택권의 가치를 말한다. 신약개발 가치평가에서 선택권의 가치란 단계별 성공 여부에 따라 개발을 지속하거나 중단할 수 있는 선택권의 가치를 의미한다.[2]

리얼옵션 모형의 대표적인 방법으로 이항모형(binomial model)과 옵션트리모형(option tree model)이 있다.

이항모형은 특정 시점에서 기술의 가치가 일정 확률로 상승하거나 하락하는 두 가지 경로로 나뉜다고 가정하고, 각 경로에서의 옵션 가치를 역산하여 현재 가치를 도출하는 방식이다. 이항모형은 각 시점마다 기술 가치가 일정 확률에 따라 상승 또는 하락하며, 이러한 분

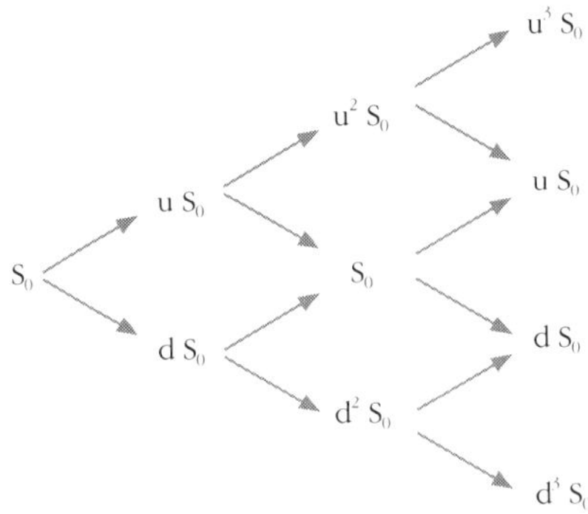

이항모형의 예시

기가 시간축을 따라 연속적으로 발생하는 트리 구조로 전개된다.

옵션트리모형은 이항모형을 변형한 형태로, 다양한 개발 경로와 선택지를 시간의 흐름에 따라 트리 구조로 구성하여 각 경로에서의 성공확률, 현금흐름, 의사결정의 영향을 종합적으로 고려한다.

리얼옵션 모형은 확정된 미래가 아니라 변동될 수 있는 미래의 불확실한 상황을 반영한다는 점에서 더욱 정교한 방법론이라고 할 수 있다. 일반적인 수익접근법이나 시장접근법만으로는 반영하기 어려운 의사결정 선택권을 가치에 반영하는 특징이 있다. 신약개발과 같이 개발과정에서 불확실성과 선택의 상황이 있는 상황에서 더욱 적합한 방법으로 평가되고 있다.

그러나, 옵션의 가치는 자산의 변동성(volatility) 가정에 따라 크게 달라지는데 자산의 변동성을 도출하는 방법이 쉽지 않다. 또한 다소 복잡한 계산 과정과 결과를 알기 쉽게 표현하기는 어려워 실무에서는 자주 사용되지는 못하고 있다.

④ 로열티공제법

로열티공제법(royalty relief method)은 대상 기술이 외부에서 라이선스 받아야 했다면 지불했을 로열티 비용을 추정하여 그 금액을 현재 가치로 환산함으로써 기술의 가치를 산정하는 방법이다. 이는 해당 기술을 외부에서 라이선스 받아 사용할 경우 지불했을 로열티를 절감한다는 관점에서 기술의 가치를 측정한다.

로열티공제법은 기술이 상용화되었을 때 발생할 것으로 예상되는 제품의 미래 매출을 예측하고, 여기에 유사 기술, 산업 표준, 과거 거래 사례 등을 바탕으로 해당 기술에 적용될 수 있는 적정 로열티율을 적용하여 예상되는 로열티 현금흐름을 계산한다. 이 현금흐름의 현재가치를 기술가치로 산정하게 된다.

로열티공제법은 다른 형태의 소득접근법에 비해 복잡성이 적고, 투명성이 높기 때문에 브랜드 및 상표, 소프트웨어, 특허와 같은 무형 자산의 평가에 자주 사용되는 평가 방법론 중 하나이다. 그러나 이 방법은 로열티율과 매출 추정의 정확도에 따라 평가 결과의 신뢰성이 크게 달라질 수 있다.

⑤ 기술기여도법

기술기여도법은 기술에 의한 미래 현금흐름의 NPV 값으로 사업가치를 구하고, 여기에 기술의 기여도를 반영하여 기술의 가치를 산정하는 방법이다. 기술요소법(technology factor method)이라고 부르기도 한다.

기술기여도법은 전체 사업가치가 기술가치가 아니며 사업가치에서 기술이 기여한 몫이 기술가치라는 논리에서 기술기여도를 곱하여 기술가치를 산정하는 방법이다. 기술기여도는 산업 특성을 반영한 산업기술요소와 대상기술이 제품이나 서비스를 구성하는 기술 중에서 차지하는 비중, 그리고 대상기술의 특성을 반영하여 설정한다.

기술기여도법은 현재 우리나라 정부가 발간하고 있는 「기술평가실무가이드」의 대표 모형으로 소개되고 있다. 이 모형은 과거 Arthur D. Little라는 컨설팅 회사에서 처음 제시되었고, 이후 일본 공공부문과 한국 공공부문에 도입된 것으로 알려져 있다.[3]

기술기여도법은 주로 한국 공공 부문에서 사용되며, 글로벌 제약기업이나 해외 투자자들 사이에서는 활용 사례가 드문 편이다.

신약개발 가치평가

2010년 바이오업계 전문가 389명 대상 설문조사 결과에 따르면 가장 많이 사용되는 방법론은 rNPV 모형, NPV 모형, 비교거래사례법, 리얼옵션모형 순이었다.[4] 이와 같이 신약개발 가치평가에서 가장 일반적으로 사용되는 방법은 rNPV 모형이다.

이 방법은 1990년대 후반 닷컴 버블 이후, 기술가치평가 방법에 대한 관심이 높아지고, 2001년 9월 네이처 바이오테크놀로지 저널에 위험조정 rNPV 방법을 소개하는 논문이 실리면서 본격적으로 알려지기 시작하였다.[5] 이후 20년 이상 신약개발 R&D 프로젝트의 가치평가에서 사실상 표준이 되었다.

rNPV 모형으로 신약개발 가치평가를 하기 위해서는 6가지의 투입변수에 대한 추정이 필요하다. 6가지 투입 변수는 이 책의 각 장에서 다루게 되는 내용이기도 하다.

① 시간의 설정: 임상단계, 허가시점, 피크매출시점, 특허만료시점 등 각 사건이 발생하는 시간 설정이 우선 되어야 한다.
② 신약개발비용: 현재 시점부터 시판까지 투입되는 신약개발비용에 대한 추정이 필요하다.
③ 성공확률: 성공확률을 이용하여 매출과 신약개발비용 발생의 확률을 반영한다.
④ 매출 예측: 시장 수요와 점유율을 추정하여 신약의 매출을 예측한다.

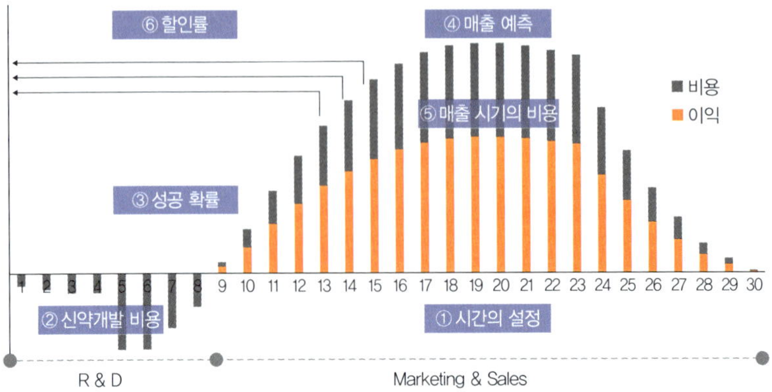

신약개발 가치평가를 위한 투입 변수

⑤ 매출시기의 비용: 매출시기에 발생하는 매출원가, 판관비, 법인세 등 비용을 추정한다.

⑥ 할인율: 미래의 현금흐름을 현재 시점의 가치로 환산하기 위하여 적절한 할인율을 결정하여 적용한다.

rNPV 모형 예시

다음과 같은 가상의 신약개발 프로젝트에 대해 rNPV 모형으로 가치평가하는 방법을 알아보자.

한 바이오스타트업이 신약개발 프로젝트를 진행하고 있는데, 20x1년 현재 임상 1상은 마치고 임상 2상 단계에 진입한 상황이다. 임상 2상은 1년이 소요되며, 성공 확률은 50%, 개발비용은 10백만 달러로 예상된다. 이후 임상 3상은 1년간 진행되며, 성공 확률은 60%, 개발비용은 30백만 달러가 소요될 것으로 보인다. 마지막으로 허가심사 단계는 1년이 걸리며, 성공 확률은 90%, 비용은 5백만 달러로 추정된다. 신약이 성공적으로 출시될 경우, 5년 동안 매년 100백만 달러의

신약개발 프로젝트 예시

구분	항목	임상 2상	임상 3상	허가심사
연구개발 단계	소요기간	1년	1년	1년
	연구개발비용(백만 달러)	10	30	5
	단계성공확률	50%	60%	90%
매출 단계	매출액	5년 동안 연간 100백만 달러		
	매출시기비용	매출액의 40%		
할인율		10%		

매출이 예상되며, 매출 원가와 판매관리비를 포함한 매출시기 비용은 매출액의 40%로 예상된다. 이 프로젝트의 가치평가에는 10%의 할인율을 적용하기로 하였다.

① 시간의 설정

20x1년 임상 2상이 시작되고 소요기간이 1년이라고 하였으므로 20x2년에는 임상 3상 상태가 된다. 임상 3상의 소요기간도 1년이므로 20x3년에 허가심사가 진행된다. 허가심사에는 1년이 소요된다고 하였으므로 20x4년에는 매출발생이 시작된다. 이러한 각 연도별 진행되는 내용을 정하는 것에서부터 기술가치평가가 시작된다.

이번 rNPV 계산 방법 예시에서는 첫 행에 연도를 표시하고 연도 아래에 연도별 진행되는 내용을 표시하였다. 그런데, 어떤 경우에는 첫 행에 "year 0", "year 1"와 같이 사업연도를 표시하기도 한다. 여기에서 첫 번째 열은 year 0으로 표시해야 하나, 아니면 year 1으로 표시해야 하나? 이론적으로는 첫 번째 열을 year 0로 시작하는 것이 원칙이나, 실무적으로는 첫 번째 열을 1차 연도의 사업기간이라는 의미로 year 1으로 시작하는 경우도 있다. 실제로 두 가지 방식이 모두 쓰이고 있기 때문에 혼란이 있기도 하다.

그러나 중요한 것은 첫 번째 열에 해당하는 현재의 현금에 대해서는 할인율을 적용하지 않고, 1년 후부터의 현금흐름에 시간에 따른 할인율을 적용한다는 원칙만 지켜진다면, 첫 번째 열을 어떻게 표시하든 문제가 되지는 않는다. 이 책에서는 rNPV 방법을 소개한 논문과 도서에서의 표시방식을 따라 첫 번째 열을 year 1 또는 실제 시작 연도로 표기하는 방법을 사용하기로 한다. 첫 번째 열은 현재 시점을 의미하므로 여기에는 할인율을 적용하지 않고, 다음 열에서부터 할인율을 적용한다.

② 매출액과 비용의 계산

20x4년에 매출이 시작되고, 5년간 연간 100백만 달러의 매출액이 발생한다고 하였으니 '매출액' 행에 이를 표기한다. '연구개발비용' 행에는 임상 2상 10백만 달러, 임상 3상 30백만 달러, 허가심사 5백만 달러의 연구개발비용이 소요된다고 하였으니 해당 연도에 이 금액을 표시한다. '매출시기비용' 행에는 매출액의 40%라고 하였으니 매출액 × 40%의 수치를 표시한다. 이러한 비용을 반영하여 '현금흐름 = 매출액 – 연구개발비용 – 매출시기비용'과 같이 연도별로 현금흐름을 계산한다.

③ 성공확률 반영

단계성공확률은 해당 단계의 성공 후 '다음 단계로 전환될 확률(phase transition probability)'을 의미한다. 예를 들어 '임상 2상 성공확률'이란 표현은 실제로는 '임상 2상에서 임상 3상으로 전환될 확률'을 의미한다.

그럼에도 필자가 자문을 하거나 자료를 검토하다 보면, 이를 잘못 해석하여 적용하는 경우를 간혹 보게 된다. 단계성공확률을 해당 임상 단계의 발생 확률로 해석하여, rNPV의 계산식에 그대로 반영하는 것이다. 이는 완전히 잘못된 방법이다.

위험조정순현재가치(rNPV)에서는 각 시기의 현금흐름이 발생할 확률을 적용하는 것으로 되어 있다. 따라서, 단계성공확률 정보를 바탕으로 각 단계의 현금흐름이 발생할 확률(probability of occurrence)을 계산하여 적용하여야 한다.

예시에서 20x1년 현재 이미 임상 2상 단계에 진입한 상황이라고 하였으므로 임상 2상 단계의 비용 지출이 발생할 확률은 100%이다. 임상 3상단계는 임상 2상을 마치고 성공적으로 임상 3상에 진입한 경우에 발생하는 상황이기 때문에 임상 2상→임상 3상 단계성공확률인 50%의 확률로 임상 3상단계 비용지출이 발생할 것이다. 허가심사 단계의 발생확률은 'p(2상 → 3상) × p(3상 → 허가심사)'와 같이 계산된다. 매출단계는 임상 2상부터 매출단계까지의 각 단계별 성공확률의 곱인 누적확률로 계산된다.

단계성공확률과 단계의 발생확률

단계전환	단계성공확률	단계	발생확률	계산식
2상→3상	50%	2상	100%	
3상→허가심사	60%	3상	50%	p(2상→3상)
허가심사→매출	90%	허가심사	30%	p(2상→3상) × p(3상→허가심사)
		매출	27%	p(2상→3상) × p(3상→허가심사) × p(허가심사→매출)

④ 할인율의 적용

20x1년이 현재 시점이라고 하였으므로, 20x1년의 현금흐름에 대해서는 할인율을 적용하지 않는다. 다음해인 20x2년에는 현금흐름에 10%의 할인율을 적용하여 '현금흐름/(1+0.10)'와 같이 계산할 수 있다. 그 다음해인 20x3년에는 할인율을 2년간 적용하여 '현금흐름/$(1+0.10)^2$'과 같이 계산할 수 있다.

할인계수(discount factor)는 특정 할인율을 적용하여 미래 현금흐름을 현재 가치로 변환하는 계수이다. t시점의 할인계수는 '$1/(1+r)^t$'의 공식으로 계산된다. 할인계수는 할인율보다 계산과 적용이 편리한 측면이 있어 더 많이 쓰인다. 할인율을 이용하면 매번 현재 가치를 계산할 때 복리 공식을 적용해야 하지만, 할인계수를 미리 계산해두면 미래 현금흐름에 바로 곱하여 현재 가치를 쉽게 산출할 수 있기 때문이다.

할인계수

연도	시점(t)	10% 할인율에 대한 할인계수
20x1년	0	$1/(1+0.10)^0=1.00$
20x2년	1	$1/(1+0.10)^1=0.91$
20x3년	2	$1/(1+0.10)^2=0.83$
…	…	…

⑤ rNPV 도출

이상과 같이 계산된 현금흐름의 현재가치의 연도별 수치를 합산하면, 신약개발 프로젝트의 위험조정순현재가치(rNPV) 방법에 의한 가치를 구할 수 있다. 본 사례에서는 rNPV 수치가 25.9백만 달러로 계산 되었다. 이 수치가 음수가 아니라 양수이므로 적어도 이 프로젝트는 투자할 가치가 있는 것으로 평가할 수 있다.

지금까지의 계산과정이 포함된 엑셀파일은 다음의 큐알코드를 통해 다운로드 받을 수 있으니, 실제 활용해 보길 권한다.

rNPV 예시.xlsx

rNPV 계산 방법

항목	20x1 임상 2상	20x2 임상 3상	20x3 허가 심사	20x4 매출	20x5 매출	20x6 매출	20x7 매출	20x8 매출	계산식
매출액(1)	–	–	–	100	100	100	100	100	–
연구개발 비용(2)	10	30	5	–	–	–	–	–	–
매출시기 비용(3)	–	–	–	40	40	40	40	40	(1) × 40%
현금흐름(4)	–10.0	–30.0	–5.0	60.0	60.0	60.0	60.0	60.0	(1) – (2) – (3)
발생확률(5)	100%	50%	30%	27%	27%	27%	27%	27%	–
위험조정 현금흐름(6)	–10.0	–15.0	–1.5	16.2	16.2	16.2	16.2	16.2	(4) × (5)
할인계수(7)	1.00	0.91	0.83	0.75	0.68	0.62	0.56	0.51	–
현금흐름 현재가치(8)	–10.00	–13.64	–1.24	12.17	11.06	10.06	9.14	8.31	(6) × (7)
rNPV	25.9	–	–	–	–	–	–	–	연도별 (8)의 합계

1 설성수 등 (2012). 기술가치평가론. 법문사.

2 Villiger, R., & Bogdan, B. (2005). Getting real about valuations in biotech. Nature biotechnology, 23(4), 423–428.

3 산업통상자원부 (2021). 기술평가 실무가이드.

4 Nielsen, N. H. (2010). Financial valuation methods for biotechnology. Biostrat Biotech Consulting.

5 Stewart, J. J., Allison, P. N., & Johnson, R. S. (2001). Putting a price on biotechnology. Nature biotechnology, 19(9), 813–817.

3장

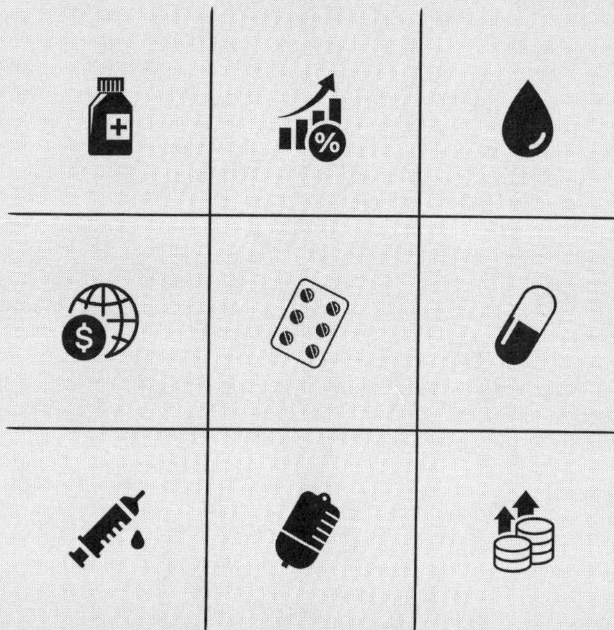

시간의 설정

신약개발 소요 기간

신약개발에서 시간의 중요성

신약을 개발하는 과정에서 '시간'은 성공을 좌우하는 중요한 요소다. 신약을 하나 개발하는 데는 보통 10년 이상 걸리며, 이 과정에서 수조 원에 달하는 비용이 투입된다. 시간이 너무 오래 걸리면 개발비용도 기하급수적으로 증가할 수 있다.

신약의 특허 보호 기간을 생각하면 시간 관리가 더욱 중요하다. 신약의 특허는 출원일로부터 20년 동안 유지되지만, 시장에 출시되기까지 많은 시간이 소요되면 정작 판매할 수 있는 기간은 그만큼 줄어든다.

또한, 시장에서 누가 먼저 신약을 출시하느냐에 따라 성패가 달라질 수도 있다. 특정 질환을 치료할 신약을 가장 먼저 내놓으면 의료진과 환자들에게 널리 알려지고, 자연스럽게 처방 가능성이 높아진다.

신약개발에서는 시간을 효율적으로 관리하는 것이 무엇보다 중요하다. 시간을 효과적으로 단축할 수 있다면, 기업은 신약의 시장 경쟁력을 극대화할 수 있고, 환자들에게도 더 빠르게 혁신적인 치료제를 제공할 수 있다.

이와 같이 시간은 신약개발 프로젝트의 비용과 수익에 크게 영향을 미치는 중요한 요소이다. 따라서 신약개발의 가치평가에서 객관적 근거와 합리적 가정을 바탕으로 신약개발의 시간을 설정하는 것이 중요하다.

신약개발과정 소요 기간

신약개발을 시작하여 시판에 이르기까지의 개발기간은 10년 이상의 기간이 소요되는 것으로 알려져 있다. 실제로 1996~2015년 FDA 승인 신약의 개발 소요 기간을 분석한 결과 특허출원에서부터 시판까지 평균 12.8년이 걸린 것으로 분석되었다.[1]

이러한 신약개발 소요 기간은 3개의 시기로 나누어 볼 수 있다. 즉, 탐색 및 전임상 단계, 임상시험 단계, 신약허가심사 단계이다.

탐색 및 전임상 단계 소요 기간

신약개발의 초기 단계인 탐색 및 전임상 연구는 전체 개발 과정의 기반이 되는 중요한 시기다. 탐색 단계에서는 신약 후보 물질을 발굴하고 최적화하는 과정이 포함되며, 평균적으로 3~6년이 소요된다. 이 과정에서는 화합물 라이브러리 스크리닝, 타겟 검증, 구조 최적화 등이 이루어진다.

전임상 단계는 신약 후보 물질의 안전성과 유효성을 평가하는 과정으로, 약 1~2년이 소요된다. 이 단계에서는 세포 및 동물 실험을 통해 약물의 독성, 약동학, 약력학을 분석하며, 규제 기관의 요구에 맞춰 GLP(우수실험실기준)를 준수해야 한다. 그러나 전임상 연구 과정에서 예상치 못한 독성 반응이나 약물 대사 문제 등이 발견되면 추가 연구가 필요해져 일정이 지연될 수 있다.

탐색 단계의 소요 기간에 대해서는 공개되는 정보가 거의 없기 때문에 참고할 만한 수치가 없다. 따라서 기술가치평가를 위해 탐색단계의 소요 기간을 추정하는 경우 해당 연구팀 및 관련 전문가의 의견을 들어 설정할 수 밖에 없다.

반면, 전임상 단계의 경우 소요 기간은 약 1년 정도의 시간이 소요되는 것으로 알려져 있다.[2] 실제로 신약 297개의 연구개발 기간을 분석한 연구에서 전임상단계 소요 기간은 0.8년으로 보고되었다.[3]

신약의 임상시험에 대한 정보

신약의 임상시험 소요 기간 등과 같은 정보는 임상시험 등록 데이터베이스를 이용하여 알아볼 수 있다. 임상시험 데이터베이스 중 가장 대표적인 것은 미국 국립보건원(NIH)이 운영하는 ClinicalTrials.gov로 환자와 의료진이 임상시험 정보를 쉽게 확인할 수 있도록 2000년부터 운영되기 시작하였다.

FDA 규제를 받는 신약 임상시험에 대해서는 2007년부터 임상시험의 등록 및 결과 보고가 의무화되었다. 신약 임상시험은 환자 모집을 시작하기 전(적어도 첫 번째 환자 등록 후 21일 이내)에 이 데이터베이스에 등록해야 하며, 임상 종료 후 12개월 내에 주요 결과를 보고해야 한다.

현재 이 데이터베이스는 전 세계 수많은 임상시험 정보를 제공하며, 임상시험의 투명성을 높이고 연구자의 접근성을 향상시키는 데 중요한 역할을 하고 있다.

임상시험 소요 기간 vs. 임상단계 소요 기간

임상시험 소요 기간(clinical trial duration)은 하나의 임상시험이 실제로 진행된 기간을 의미한다. 임상시험 소요 기간은 '임상시험 종료일 – 임상시험 시작일'로 산정할 수 있다. ClinicalTrials.gov에 등록된 임상시험 데이터를 활용하면, 각 시험의 시작일과 종료일을 기준으로 실제 진행 기간을 분석할 수 있다.

반면 임상단계 소요 기간(phase time)은 한 임상단계의 시작에서 다음 단계로 넘어가기까지 걸린 시간이다. 이는 '다음 단계 임상시험 시작일−현재 단계 임상시험 시작일'로 계산된다. 임상시험 소요 기간과 임상단계 소요 기간은 서로 다르며, 반드시 일치하지 않는다. 예를 들어, 1상 임상시험이 종료되기 전에 2상 시험이 병행되어 조기에 시작되는 경우도 있으며, 반대로 두 단계 사이에 수개월에서 수년의 공백 기간이 발생할 수도 있다.

신약개발 전체 기간을 예측하거나 타임라인을 설계할 때는, 개별 임상시험의 소요 기간보다 임상단계 간 전환에 걸리는 시간(임상단계 소요 기간)을 활용하는 것이 더 적절하다. 다만, 임상단계 소요 기간을 산정하려면 각 단계의 '시작 시점'을 명확히 파악해야 하므로, 개별 임상시험 기간을 계산하는 것보다 더 복잡할 수 있다. 따라서 특정 질환 영역이나 적응증에서 임상단계 전환 정보가 부족한 경우, 개별 임상시험의 소요 기간 데이터를 기술가치평가에서 활용할 수 있다.

임상단계 소요 기간의 추정 방법

임상시험 단계 소요 기간을 알아야 임상시험 비용 지출 시기를 예상할 수 있을 뿐 아니라, 시판 예상 시점을 예측할 수 있다. 임상시험 단계 소요 기간을 추정하는 방법에는 기존 문헌 자료 활용 또는 유사 약물의 임상시험 기간을 직접 조사하는 방법 등이 있다.

① 기존 문헌 자료 활용

기존 문헌 자료를 활용하여 신약개발 타임라인 설정을 위한 임상

신약개발 임상단계 소요 기간

연구명	대상	임상 1상		임상 2상		임상 3상	
		n	시간	n	시간	n	시간
Thomas 등(2021)	Allergy	31	1.5년	26	3.8년	22	2.9년
Thomas 등(2021)	Autoimmune	228	2.1년	148	3.6년	143	3.2년
Wong 등(2018)	Autoimmune/ Inflammation	–	0.9년	–	2.7년	–	2.7년
Thomas 등(2021)	Cardiovascular	107	2.4년	53	3.8년	58	4.2년
Wong 등(2018)	Cardiovascular	–	1.0년	–	2.8년	–	3.3년
Thomas 등(2021)	Psychiatry	79	2.3년	44	3.4년	40	2.8년
Thomas 등(2021)	Neurology	246	2.1년	135	3.7년	120	3.7년
Wong 등(2018)	CNS	–	0.9년	–	2.6년	–	2.8년
Thomas 등(2021)	Gastroenterology	21	1.6년	25	3.9년	20	3.9년
Thomas 등(2021)	Urology	9	2.7년	6	5.0년	9	2.9년
Wong 등(2018)	Genitourinary	–	1.0년	–	2.2년	–	2.8년
Thomas 등(2021)	Hematology	64	2.2년	51	3.4년	63	3.6년
Thomas 등(2021)	Infectious disease	233	2.0년	159	3.5년	126	3.1년
Wong 등(2018)	Infectious Disease	–	1.5년	–	2.6년	–	2.9년
Thomas 등(2021)	Metabolic	84	2.0년	67	3.2년	42	3.1년
Thomas 등(2021)	Endocrine	138	1.8년	78	3.4년	100	3.7년
Wong 등(2018)	Metabolic/Endocrine	–	0.9년	–	2.6년	–	2.7년
Thomas 등(2021)	Oncology	795	2.7년	426	3.7년	236	3.1년
Wong 등(2018)	Oncology	–	3.3년	–	4.1년	–	5.7년
Thomas 등(2021)	Ophthalmology	63	2.1년	71	2.9년	42	3.4년
Wong 등(2018)	Ophthalmology	–	1.5년	–	2.3년	–	2.8년
Thomas 등(2021)	Respiratory	100	2.1년	47	3.5년	40	3.3년
Wong 등(2018)	Vaccines	–	2.0년	–	2.3년	–	2.2년
Thomas 등(2021)	전체	2,296	2.3년	1,424	3.6년	1,115	3.3년
Wong 등(2018)	전체	–	1.6년	–	2.9년	–	3.8년

출처: Thomas et al. (2021). Biotechnology Innovation Organization. Wong et al. (2019). Biostatistics, 20(2), 273–286.

소요 기간을 추정해 볼 수 있다. 개별 임상시험 소요 기간에 대해서는 Citeline 데이터를 분석한 Wong 등(2018)의 연구가 있으며,[4] 임상단계 소요 기간에 대해서는 Biomedtracker 데이터를 활용한 Thomas 등(2021)의 보고서가 대표적이다.[5]

두 자료를 종합해 보면, 임상 1상은 1~2년, 임상 2상은 2~3년, 임상 3상은 3~4년 정도 소요되는 것을 볼 수 있다. 질환별로는 항암제가 다른 질환 치료제에 비해 임상 소요 기간이 긴 것으로 보고되고 있다. 특히, 항암제는 임상단계 소요 기간에 비해 임상시험 소요 기간이 훨씬 크게 나타난다. 이는 항암제에서 개별 임상시험이 종료되기 전에 다음 단계로 진행하는 경우가 많다는 것을 보여준다. 반면 다른 질환들은 임상단계 소요 기간이 임상시험 소요 기간보다 다소 긴 것으로 나타나고 있다. 이는 이들 질환에서 임상시험의 종료 후 다음 단계 진입까지 공백 기간들이 있는 경우가 많음을 보여준다.

② 유사 약물의 임상시험 기간을 직접 조사하는 방법

유사한 약물의 임상시험 소요 기간을 ClinicalTrials.gov와 같은 데이터베이스를 활용하여 직접 조사할 수 있다. 이 데이터베이스에는 임상시험의 시작일과 종료일에 대한 정보가 기록되어 있으므로, 이를 활용하면 임상시험의 소요 기간을 보다 정밀하게 추정할 수 있다.

임상시험 소요 기간과 관련하여 ClinicalTrials.gov에는 임상시험 시작일, 일차 완료일, 시험 종료일 등의 정보가 기록되어 있다. 임상시험 시작일(Study Start Date)은 연구가 공식적으로 시작된 날짜로, 일반적으로 첫 번째 환자가 등록되었거나 첫 번째 치료가 시행된 날을 의미한다. 일차 완료일(Primary Completion Date)은 임상시험의 핵심 목표인

두경부암 치료제 임상시험의 소요 기간 계산 예시

연구명	n	일차 완료일까지 임상시험기간	시험 종료일까지 임상시험기간
임상 1상	94	3.2년	3.4년
임상 2상	72	2.4년	3.3년
임상 3상	43	2.9년	4.3년

주요 결과가 수집된 날짜로, 약물의 효과와 안전성을 평가하는 데 필요한 중요한 정보가 확보되는 시점이다. 시험 종료일(Study Completion Date)은 연구가 최종적으로 완료된 날짜로, 추가적인 장기 추적 연구나 보조 결과 수집까지 마무리된 시점을 의미한다. 쉽게 말해, 일차 완료일은 약의 효과를 확인하는 주요 데이터가 확보된 시점이며, 시험 종료일은 연구가 완전히 끝난 시점이라고 볼 수 있다.

예를 들어, 두경부암 치료제의 임상시험 소요 기간을 조사하려면 ClinicalTrials.gov에서 '(head OR neck) AND cancer'와 같은 검색어를 사용하여 데이터를 조회할 수 있다. 2015년 1월 1일 이후 시작되어 2024년 12월 31일 이전에 완료된 산업체 주도 두경부암 치료제 임상시험을 검색한 결과, 총 267건의 관련 임상시험이 확인되었다. 이를 바탕으로 임상시험 시작일부터 종료일까지의 평균 소요 기간을 계산한 결과, 1상은 3.4년, 2상은 3.3년, 3상은 4.3년으로 나타났다. 이처럼 특정 질환 치료제의 개발 소요 기간을 예측하고자 할 때는 임상시험 등록 데이터를 활용하여 유사 약물의 임상시험 소요 기간을 분석하는 것이 효과적인 방법이 될 수 있다.

허가심사 단계 소요 기간

신약이 시장에 출시되기 위해서는 임상시험을 마친 후 규제 기관의 허가를 받아야 한다. 이 과정에서 신약 허가 신청서를 제출하고 심사를 거쳐 최종 승인받기까지 걸리는 시간이 '허가심사 소요 기간'이다.

미국 FDA는 일반 심사(standard review)와 우선 심사(priority review)로 나누어 허가심사를 진행한다. PDUFA(Prescription Drug User Fee Act)에 따라 일반 심사는 10개월이며, 우선 심사는 6개월 이내에 심사 완료가 목표이다. 심사 과정 중 신청자가 주요 수정자료를 제출할 경우, FDA는 심사 완료 목표일을 최대 3개월 연장할 수 있다.

FDA의 공식 목표 심사 기간은 6~10개월이지만, Thomas 등(2021)의 자료에 따르면 실제 허가심사단계의 소요 기간은 평균 1.3년으로 보고되고 있다. 특히 항암제의 경우 평균 0.8년으로, 다른 치료 영역에 비해 심사 기간이 짧은 편이다.

FDA 특별 심사 제도의 경우 개발 기간은?

미국 FDA는 혁신적인 치료제의 신속한 승인과 시장 출시를 지원하기 위해 다양한 특별 심사 제도를 운영하고 있다. 현재 패스트 트랙(Fast Track), 가속 승인(Accelerated Approval), 우선 심사(Priority Review), 혁신 치료제 지정(Breakthrough Therapy Designation) 네 가지 제도가 있으며, 이는 신약개발 과정에서 임상 개발 및 허가 심사 기간을 단축하는데 기여하는 중요한 요인이다.

우선 심사(Priority Review)는 심각한 질환을 치료하는 신약 중 기존 치료제보다 유효성과 안전성이 크게 개선될 것으로 예상되는 약물에 적

신약 허가심사단계 소요 기간

치료제 분야	n	평균 소요 기간
Oncology	298	0.8년
Allergy	20	1.1년
Autoimmune	190	1.1년
Cardiovascular	66	1.2년
Infectious disease	145	1.2년
Metabolic	42	1.2년
Ophthalmology	41	1.3년
Gastroenterology	30	1.4년
Respiratory	43	1.5년
Hematology	67	1.5년
Urology	11	1.6년
Neurology	143	1.6년
Endocrine	107	1.8년
Psychiatry	52	1.8년
전체	1,316	1.3년

출처: Thomas et al. (2021). Biotechnology Innovation Organization.

용된다. 이 제도를 통해 FDA의 심사 기간이 기존 10개월에서 6개월로 단축되지만, 임상 개발 기간에는 직접적인 영향을 미치지 않는다.

패스트 트랙(Fast Track)은 치료법이 없거나 시급한 치료제가 필요한 질환을 대상으로 지정된다. 이 제도를 통해 개발 기업은 FDA와 자주 협의할 수 있으며, 심사 서류를 준비되는 대로 제출해 단계별 심사(Rolling Review)를 받을 수 있어 허가 심사 기간을 단축할 수 있다.

가속 승인(Accelerated Approval)은 중대한 질환 치료제 중 기존 치료법 대비 유의미한 개선 효과가 기대되는 경우 적용된다. 이 제도는 임상

2상의 중간 결과나 대리 평가변수(surrogate endpoint)를 근거로 조건부 승인되는 경우가 있으므로, 이를 통해 신약개발 기간을 크게 단축할 수 있다.

혁신 치료제 지정(Breakthrough Therapy Designation)은 초기 임상 연구에서 기존 치료제보다 유의미한 개선 효과를 보이는 신약 후보물질을 대상으로 한다. 이 제도를 받은 신약은 패스트 트랙과 동일한 혜택을 받을 뿐만 아니라, FDA와의 긴밀한 협력과 집중적인 자문을 제공받아 임상 개발 속도를 높일 수 있다. 혁신 치료제 지정은 종종 가속 승인(AA) 또는 우선 심사(PR)와 함께 적용되기도 한다.

따라서 신약개발 기간을 예측할 때, 가속 승인(AA)이나 혁신 치료제 지정(BTD)이 적용될 경우 임상 개발 기간이 2~3년 정도 단축될 것으로 예상해 볼 수 있다.[6] 특히, 임상 2상의 결과만으로 조건부 허가가 가능하다면, 임상 3상은 시판 후 확증 임상으로 진행이 가능하다. 조건부 허가를 받은 신약은 시판 후 확증 임상시험을 통해 추가적인 임상적 이점을 입증해야 한다.

임상 1/2상, 2/3상의 경우

전통적인 임상시험은 1상, 2상, 3상을 순차적으로 진행하며, 각 단계가 끝난 후 데이터를 분석하고 다음 단계를 계획하는 과정이 필요하다. 이로 인해 개발 기간이 길어지는 단점이 있다. 이러한 문제를 해결하기 위해 등장한 개념이 '심리스 디자인(Seamless Design)'이다.

심리스 디자인은 1상과 2상을 결합한 1/2상, 2상과 3상을 통합한 2/3상처럼 단계 간 경계를 최소화하여 불필요한 지연을 줄이고 개발 속도를 높이는 방법이다. 예를 들어, 1/2상 심리스 디자인에서는 초기 안전성과 유효성을 동시에 평가하면서 최적의 약물 용량을 탐색할 수 있으며, 2/3상 심리스 디자인에서는 약물의 효과 평가와 최종 승인 준비를 병행하여 시간을 단축할 수 있다. 또한, 시험 도중 중간 분석 결과를 반영해 연구 계획을 조정하는 적응형 설계 기법도 활용될 수 있다.

심리스 디자인을 적용하면 단계별 환자 모집을 반복할 필요 없이 동일한 환자군을 활용할 수 있어 임상시험 시간과 비용을 절감할 수 있다. 기존 방식에서는 각 단계마다 새로운 참가자를 모집해야 했지만, 심리스 디자인을 활용하면 이러한 과정이 줄어들어 더욱 효율적인 시험 진행이 가능하다.

현재까지 심리스 디자인을 적용한 임상시험의 소요 기간에 대한 실증적 연구는 많지 않다. 그러나 ClinicalTrials.gov 데이터베이스를 활용하면 특정 질환 분야에서 심리스 디자인이 적용된 임상시험의 기간을 분석할 수 있다. 예를 들어, 두경부암 치료제 임상시험을 검색한 결과 총 267건 중 1/2상 심리스 디자인이 적용된 시험은 56건, 2/3상 심리스 디자인이 적용된 시험은 2건이었다. 해당 임상시험의 평균 소요 기간을 계산하면, 1/2상은 3.8년, 2/3상은 3.2년이라는 측정치를 얻을 수 있다.

두경부암 치료제 심리스 임상시험의 소요 기간

연구명	n	일차 완료일까지 임상시험기간	시험 종료일까지 임상시험기간
임상 1/2상	56	3.6년	3.8년
임상 2/3상	2	3.2년	3.2년

현재 개발 단계의 확인과 이후 타임라인의 설정

신약개발의 가치평가를 위해서는 현재 개발 단계에서 시판까지의 예상 일정을 설정하는 것이 중요하다. 이를 위해 현재 개발 단계의 정확한 파악과, 각 단계별 소요 기간에 대한 예측이 필요하다.

개발 단계는 현재 신약개발을 진행하는 기업이나 기관이 제공하는 자료를 바탕으로 확인할 수 있다. 임상 단계에 진입한 경우 식품의약품안전처의 임상시험정보 사이트나 미국 ClinicalTrials.gov 데이터베이스를 활용하면 보다 정확한 정보를 얻을 수 있다.

특히 ClinicalTrials.gov는 임상시험의 시작일, 주요 완료일, 종료예정일 등의 정보를 제공하므로 현재 진행 상황을 확인하는 데 유용하다. 미국 FDA의 규정에 따라 신약의 임상시험은 첫 번째 참가자가 등록된 후 21일 이내에 ClinicalTrials.gov에 등록해야 한다. 따라서 대다수의 임상시험에 대해서 신속하게 정보를 파악할 수 있는 유용한 데이터베이스이다. 다만, 임상 1상의 경우 등록이 의무 사항은 아니므로 이러한 임상 1상 시험은 해당 데이터베이스에서 확인할 수 없을 수도 있다.

현재 진행 중인 임상시험의 종료 예정일이 언제일지도 ClinicalTrials.gov를 활용하여 확인할 수 있다. 이러한 종료 예정일은 연구자가 입력한 내용이므로 실제 진행 상황에 따라 변경될 수 있으나, 임상시험의 타임라인 설정을 위한 중요한 정보가 된다.

예를 들어, 2025년 4월 현재 임상 1상을 진행 중인 신약이 있다고 가정하자. ClinicalTrials.gov에 의하면 임상 1상은 2025년 1월에 시작하였고, 종료예정일은 2026년 3월로 기록되어 있다고 하자. 이 신약의 임상 2상 소요 기간은 3.6년, 임상 3상 소요 기간이 3.1년, 허가심사소요 기간이 0.8년 소요될 것으로 예상이 된다면, 타임라인은 어떻게 설정할 수 있을까? 월 단위까지 표기하는 것은 너무 복잡해지므로 분기 단위 정도로 타임라인을 구성하는 것이 좋을 것이다. 임상 2상은 2026년 2분기, 임상 3상은 2030년 1분기, 허가신청은 2033년 1분기, 시판은 2033년 4분기에 시작될 것으로 설정할 수 있다.

연도	2025				2026				2027				2028				2029			
분기	1	2	3	4	1	2	3	4	1	2	3	4	1	2	3	4	1	2	3	4
기간 (년)						0.00	0.25	0.50	0.75	1.00	1.25	1.50	1.75	2.00	2.25	2.50	2.75	3.00	3.25	3.50
타임라인	임상1상 (2026.3월 종료)					임상2상 (3.7년)														

연도	2030				2031				2032				2033				2034			
분기	1	2	3	4	1	2	3	4	1	2	3	4	1	2	3	4	1	2	3	4
기간 (년)	3.75	4.00	4.25	4.50	4.75	5.00	5.25	5.50	5.75	6.00	6.25	6.50	6.75	7.00	7.25	7.50	7.75	8.00	8.25	8.50
타임라인	임상3상 (3.1년)												허가심사 (0.8년)			시판				

신약개발 타임라인 설정 예시

특허 만료 시기

특허 만료 시기의 확인

신약의 특허 만료 시기는 법적으로는 특허 출원일로부터 20년 후로 정해져 있다. 신약의 특허 만료 시기를 검토하기 위해서는 해당 신약의 핵심 특허가 무엇인지 확인해야 한다. 신약의 특허 유형에는 물질특허, 조성물특허, 용도특허, 제법특허 등이 있지만, 신약의 독점적 판매권에 가장 큰 영향을 미치는 것은 물질특허이다. 신약의 특허 만료 시기라고 하면 보통 물질특허의 만료 시기를 의미한다.

특허는 국가별로 등록되므로 원칙적으로는 미국, 유럽 등 주요 시장의 특허 만료일을 개별적으로 확인해야 한다. 그러나 일반적으로 미국이 전세계 신약 매출의 60% 이상을 차지하고 있으므로 주로 미국 특허 만료일을 기준으로 평가한다.

특허 심사가 지연될 경우 이를 보상하기 위해 특허 만료 기간을 연장해 주는 제도로 Patent Term Adjustment(PTA) 라는 것이 있다. 미국 특허청(USPTO)은 통상적으로 출원 후 3년 이내에 심사를 완료해야 하나, 행정 지연으로 심사가 늦어질 경우가 있다. 이런 경우 지연을 보상하기 위해 PTA 제도를 통해 특허 보호 기간이 연장될 수 있다. 이러한 특허연장기간은 해당 미국특허의 특허공보에 표시가 되어 있다.

특허 존속기간 연장제도

그 외에도 신약의 특허 기간을 연장해 주는 제도로 Patent Term Extension(PTE) 제도가 있다. 이는 규정에 따른 임상시험과 허가심사로 인해 특허권을 실시하지 못하는 기간이 발생한 경우 이를 보상하기 위해 최대 5년까지 특허 기간을 연장해 주는 제도이다. 다만 이 기간 연장은 의약품 품목허가 시점 이후 14년을 넘지 않도록 제한한다.

특허 존속기간 연장제도에서 연장기간은 임상시험기간과 FDA 검토기간을 기반으로 계산되며, 권리자의 귀책으로 인한 지연은 제외된다. 연장기간은 다음과 같이 계산된다.

$$\text{연장기간} = 1/2\ (X - D1) + (Y - D2)$$

X는 임상시험기간을 의미하며, D1은 임상시험기간 중 권리자의 귀책으로 인해 지연된 기간을 뜻한다. Y는 FDA 검토기간을 의미하고, D2는 FDA 검토기간 중 권리자의 귀책으로 인해 지연된 기간을 뜻한다. 임상시험기간은 임상시험계획승인(IND)이 유효하게 된 날부

터 신약 허가 신청일(NDA)까지의 기간을 말하며, FDA 검토기간은 신약 허가 신청일(NDA)부터 신약 허가일까지의 기간을 의미한다. 해외 임상은 일정 조건 하에 인정될 수 있으나 일반적으로 미국 내 수행된 시험이 주요 기준이 된다. 연장된 기간은 최대 5년을 초과할 수 없으며, 연장 후 총 특허 보호 기간이 FDA 승인 후 14년을 넘을 수 없다.

예를 들어, D1과 D2가 0이고, FDA 검토기간이 300일, 미국에서 수행된 임상시험기간이 1,400일이라면, 연장기간은 다음과 같이 계산된다.

$$연장기간 = 1/2 \times 1,400 + 300 = 1,000일$$

이렇게 계산된 연장기간이 5년을 초과하지 않고, 연장 후에도 FDA 승인일로부터 총 특허 존속기간이 14년을 초과하지 않는다면 계산된 기간만큼 특허 존속기간이 연장된다.

기술가치평가를 위해 신약의 매출을 예상할 때 이러한 특허존속기간 연장을 반영할 것인지에 대해서는 찬반 양론이 있다. 기본적으로 현재의 특허 만료일을 기준으로 계산하는 것이 일반적이지만, 특허 존속기간 연장 제도를 활용하여 기간 연장이 가능하기 때문에 이를 고려할 수도 있다. 만약 특허 연장 가능성이 높다면 연장된 기간까지 독점 판매가 가능하므로 이를 반영하는 것이 현실적인 예측일 수 있다.

한 연구에 따르면, 상위 매출 170개 신약 중 83개(49%)에서 특허 존속기간 연장이 이루어졌다고 보고되었다.[7] 연장이 반드시 승인된다는 보장은 없기 때문에, 원래 만료일 기준과 연장된 경우를 모두 가정하여 두 가지 시나리오를 비교하는 것이 필요할 수 있다.

현금흐름 추정기간

가치평가란 미래에 발생할 비용과 수익을 현재 가치로 계산하는 것이므로 미래 어떤 시점까지 추정할 것인가 정할 필요가 있다. 이러한 현금흐름을 추정하는 시간 범위를 '현금흐름 추정기간'이라고 한다. 기술가치평가에서 현금흐름 추정기간 설정에 대해서는 몇 가지 다른 관점들이 있다.

① 국제회계기준에 따른 현금흐름 추정기간

국제회계기준(IFRS)에 따르면 미래 현금흐름을 추정하는 기간은 기업의 특성과 사업 환경에 따라 결정하되, 일반적으로는 5년 이내로 설정하도록 하고 있다. 이러한 5년이라는 기준은 기업의 재무 상태를 평가하는 데 충분한 시간이면서 긴 기간으로 인해 발생할 수 있는 불확실성을 줄일 수 있는 적정한 기간으로 보는 것이다.

그러나 신약개발 가치평가의 경우 5년이라는 현금흐름 추정기간이 적합하지 않은 경우가 많다. 신약개발은 임상시험부터 매출액이 발생하기까지 5년 이상이 걸리는 경우가 대부분이며, 더 오랜 시간이 필요할 수 있다. 신약개발 투자에서는 5년 안에 수익을 실현하는 것이 어렵다는 점이 고려되어야 한다. 신약개발은 단기간의 현금흐름 추정만으로는 사업성을 충분히 평가하기 어렵다.

따라서, 신약개발 가치평가의 경우 현금흐름 추정기간을 5년으로 하기는 어려우며 신약개발의 사업성을 평가하기 위해서는 더 긴 기간의 추정기간을 필요로 한다.

실제로 국제회계기준은 경영진이 과거 경험에 비추어 5년 초과 기간의 미래 현금흐름을 정확하게 예측할 수 있다고 판단할 수 있는 경우, 5년 초과 기간을 포함하여 현금흐름을 추정할 수 있다고 규정하고 있다.

② 기술의 경제적 수명

기술의 경제적 수명이란 한 기술이 시장에서 경제적 가치를 창출할 수 있는 기간을 의미한다. 즉, 기술이 도입된 시점부터 더 이상 경제적 이익을 제공하지 못하는 시점까지의 기간을 뜻하며, 이를 기반으로 기술가치평가에서 현금흐름을 추정하는 기간을 설정할 수 있다.

이 개념은 기술의 법적 보호기간과는 다르다. 법적 보호기간은 기술이 특허 등의 방식으로 법적으로 보호받을 수 있는 기간이다. 예를 들어 특허기술의 경우 출원일로부터 일반적으로 20년간 보호된다. 하지만 기술의 경제적 수명은 법적 보호기간과 반드시 일치하지 않으며, 시장 환경이나 기술 발전 속도 등에 따라 달라질 수 있다.

기술의 경제적 수명을 측정하는 방법으로는 특허 인용 정보를 활용하는 방법이 대표적이다. 특허 인용이란 새로운 특허를 출원할 때, 해당 발명이 참고한 기존의 특허나 문서를 명시하는 것을 의미한다. 이는 기술이 인용되며 확산되는 속도를 반영하기 때문에 기술의 경제적 수명을 분석하는 데 사용된다.

특허인용수명(Technology Cycle Time, TCT)은 특정 기술 분야에서 새로운 특허가 출원된 이후 후속 특허들에서 인용되기까지 걸리는 평균 기간을 의미한다. 이 지표는 기술 발전 속도를 측정하는 기준으로 사용되며, 기술이 얼마나 빠르게 변화하는지를 나타낸다. 특허인용수명은 개별 특허의 출원일과 그 특허가 후속 연구에서 인용된 날짜 사이의 기간을 계산하여 산출된다.

특허인용수명은 개별 특허 데이터를 바탕으로 직접 계산할 수도 있고, 기술 분야별로 평균적인 통계 수치가 보고되어 있다. 우리나라의 기술평가실무가이드에서는 미국 특허 인용 정보를 활용하여 기술 분야별 특허인용수명을 제시하고 있다.[8]

기술 분야별 특허인용수명 연수

분류코드	특허 기술분류 내용	Q1	Q2	Q3
A61K	의약용, 치과용 또는 치료용 제제	4	8	13
A61P	화합물 또는 의약품 제제의 특정한 치료효과	3	8	14

출처: 산업통상자원부(2021), 기술평가실무가이드

우리나라 기술평가실무가이드에서는 특허인용수명 연수에 개별 기술의 특성을 반영하여 기술의 경제적 수명을 설정하도록 하고 있다. 예를 들어, 의약용, 치과용 또는 치료용 제제 기술(A61K 분류코드)의 경우 특허인용수명이 8년인데, 여기에 기술의 특성 점수에 따라 Q1과 Q3 범위 내인 4~13년 사이에서 기술의 경제적 수명을 설정한다.

특허인용수명을 활용하여 기술의 경제적 수명을 결정하는 이유는, 일반적인 산업에서 기술의 법적 보호기간이 남아있더라도 경제적 가치가 사라지는 경우가 많기 때문이다. 특히 IT 기술과 같이 빠르게 변화하는 산업에서는, 특허 보호가 유지되는 동안에도 경쟁 기술의 급속한 발전으로 인해 기존 기술의 경제적 가치가 급격히 감소하는 사례가 흔하다.

그러나 신약은 물질특허 보호기간 동안 독점적 시장 지위를 유지하며 안정적인 매출을 창출할 수 있으므로, 특허인용수명을 기준으로 한 경제적 수명 설정 방식은 신약의 매출 구조를 충분히 반영하지 못한다.

③ 특허로 보호되는 기간

물질특허를 보유한 신약은 특허 보호 기간 동안 매출이 발생할 수 있으므로, 가치평가에서 현금흐름 추정기간을 설정할 때 일반적으로 특허 보호 기간을 기준으로 한다. 특허 보호 기간을 바탕으로 현금흐름 추정기간을 정하는 방법은 크게 두 가지가 있다.

첫 번째 방법은, 현재 시점부터 물질특허 만료 시점까지의 기간을 현금흐름 추정기간으로 설정하는 방식이다. 이는 기술 자산의 법적 보호기간을 기준으로 가치평가를 수행하는 접근법으로, 특허권이 유지되는 동안 독점적인 시장 지위를 확보할 수 있다는 점을 반영한 것이다.

두 번째 방법은, 특허 만료 후에도 일정 기간(약 4~5년) 동안 현금흐름 추정기간을 연장하는 방식이다. 신약은 특허가 만료되면 제네릭의 등장으로 인해 매출이 감소하지만, 매출은 몇 년간에 걸쳐 감소하게 된다. 따라서, 특허 만료 후에도 일정 기간 동안 현금흐름을 고려하는 것이 보다 현실적인 접근법이라 할 수 있다.

1 Aitken, M., & Kleinrock, M. (2017). Lifetime trends in biopharmaceutical innovation: Recent evidence and implications. QuintilesIMS Institute.

2 Paul, S. M., Mytelka, D. S., Dunwiddie, C. T., Persinger, C. C., Munos, B. H., Lindborg, S. R., & Schacht, A. L. (2010). How to improve R&D productivity: the pharmaceutical industry's grand challenge. Nature reviews Drug discovery, 9(3), 203–214.

3 Mestre–Ferrandiz, J., Sussex, J., Towse, A.: The R&D Cost of a new medicine. Office of Health Economics., London. (2012)

4 Wong, C. H., Siah, K. W., & Lo, A. W. (2019). Estimation of clinical trial success rates and related parameters. Biostatistics, 20(2), 273–286.

5 Thomas, D.W., et al. (2021). Clinical Development Success Rates 2011–2020. Biotechnology Innovation Organization.

6 Hwang, T. J., et al. (2018). Efficacy, safety, and regulatory approval of Food and Drug Administration-designated breakthrough and nonbreakthrough cancer medicines. Journal of Clinical Oncology, 36(18), 1805–1812.

7 Beall, R. F., Darrow, J. J., & Kesselheim, A. S. (2019). Patent term restoration for top–selling drugs in the United States.Drug Discovery Today,24(1), 20–25

8 산업통상자원부 (2021). 기술평가실무가이드

4장

신약개발비용

신약개발비용은 얼마나 되나

신약개발에는 막대한 비용이 소요된다는 사실이 널리 알려져 있다. 그러나 신약개발비용에 대한 논의는 단순히 제약기업이 신약개발에 얼마나 투자해야 하는지를 결정하는 문제에 그치지 않는다. 이는 신약의 높은 가격이 정당한지를 둘러싼 정책적 논쟁의 핵심 주제이기도 하다. 신약개발에 투입된 막대한 비용이 결국 신약 가격에 반영될 수밖에 없기 때문이다.

신약개발비용은 물질 탐색부터 임상 시험을 거쳐 승인에 이르기까지, 신약을 시장에 출시하는 데 소요되는 전체 비용을 의미한다. 일반적으로 제약사는 신약개발에 수천만 달러에서 수십억 달러를 투자한다. 신약개발비용이 천문학적인 수준에 이르는 이유는, 일반적으로 알려진 비용이 단순히 신약 후보 물질 탐색과 임상 시험에 드는 직접 비용만을 포함하는 것이 아니기 때문이다. 신약개발비용에는 이러한 직접 비용뿐만 아니라, 신약 탐색부터 상용화까지 10년 이상 소요되는 기간 동안 발생하는 자본투자에 대한 기회비용도 포함된다. 또한, 하나의 신약이 성공하기까지 거쳐야 하는 수많은 실패 프로젝트의 비용까지 포함되므로 신약개발비용은 막대해질 수밖에 없다.

미국 Tufts 신약개발연구센터는 기업의 비공개 데이터를 제공받아 자본 비용과 실패한 프로젝트의 비용까지 고려하여 신약개발비용을 추정하는 여러 연구를 발표해왔다. 2003년 이 센터는 신약 한 개를 개발하는 데 드는 비용을 802백만 달러로 추정했으며, 2016년에는 이 비용이 거의 2,558백만 달러에 이른다는 연구 결과를 발표했다.[1]

최근 2020년 JAMA에 실린 한 연구에서는 미국 기업의 공개된 사업보고서 및 연구 문헌 데이터를 활용하여 63개 신약의 개발비용을 분석하였고, 그 결과 평균 1,142백만 달러라는 추정치를 제시했다.[2] 이 연구는 일부 신약이 누락되었다는 한계가 있으나, 공개 자료를 바탕으로 하여 재현과 검증이 가능한 연구라는 점에서 기존 연구에 비해 신뢰도가 높다고 평가된다.

이러한 신약개발비용연구와 신약개발 가치평가는 유사한 논리와 방법론을 공유한다. 그러나 신약개발비용연구 결과를 그대로 기술가치평가에 반영하기는 어렵다. 신약개발비용 연구는 과거에 소요된 비용을 추정하는 것인 반면, 기술가치평가는 미래에 소요될 비용과 기대 수익을 추정한다는 점에서 근본적인 관점 차이가 있다.

끝을 생각하며 시작하라

베스트셀러 작가인 스티븐 코비가 자신의 책에서 제시한 "끝을 생각하며 시작하라(Begin with the End in Mind)"라는 유명한 문구가 있다. 이는 성공적인 삶을 살기 위해서는 최종 목표를 명확히 정의한 후, 이를 달성하기 위한 계획을 수립하는 사고방식의 중요성을 강조한 말이다.

마찬가지로 복잡한 신약개발 과정을 성공적으로 수행하기 위해서는 개발 의약품의 최종 목표를 명확히 설정하는 것이 무엇보다 중요하다. 이러한 사고방식은 신약개발 전략에서 핵심 도구로 활용되는 TPP(Target Product Profile) 개념에 반영되어 있다. TPP는 개발 중인 의약품이 최종 허가 시점에 갖추어야 할 이상적인 특성과 목표를 상세히 정의한 문서이다. 이를 통해 개발 과정 전반에 걸쳐 명확한 방향성을 제공하며, 각 단계에서 후보 물질이 목표제품특성에 부합하는지를 평가하는 기준이 된다.

이러한 목표제품특성에는 적응증, 대상 환자군, 안전성, 유효성, 투여 경로, 용법·용량, 투여 기간 등 개발하고자 하는 의약품의 핵심 특성을 정의하고 있다. 이 중에 가장 중요한 요소는 적응증(indication), 즉 치료하고자 하는 질환과 대상 환자군의 정의이다. 이를 위해 해당 질환의 미충족 의료 수요를 파악하고, 경쟁 제품 및 기존 치료법을 분석하여 개발 후보 물질의 차별화된 강점을 도출할 수 있다.

이러한 목표제품특성 접근법은 신약개발을 위해 필수적으로 요구되는 임상시험 설계 및 비용 산정에 실질적인 도움이 된다. 기술가치 평가를 위해서 어떤 신약의 임상개발비용을 산정하고자 한다면, 우선 목표제품의 적응증을 정의하는 것에서 시작해야 할 것이다. 이어서 이러한 적응증으로 허가 받기 위해 필요한 임상시험은 무엇인지 확인하여, 이들 임상시험의 비용을 산정하게 된다.

신약개발이 단일 질환을 목표로 할 수도 있지만, 일반적으로 여러 질병에 효과를 나타내도록 연구되는 경우도 있다. 신약개발이 명시적으로 다수의 적응증 시장을 목표로 한다면, 각 적응증에 대한 임상시험 비용을 모두 반영해야 한다.

임상시험비용

필요한 임상시험의 개수

하나의 적응증을 목표로 하는 신약을 개발하기 위해 임상시험은 몇 개가 필요한 것일까? 물론 2개 이상의 단계를 연속적으로 수행하는 심리스 임상시험이나, 특정 조건에서 3상 임상시험이 면제되는 경우도 있다. 그러나 일반적으로 신약의 임상시험은 1상부터 3상까지 세 단계로 구성된다. 그러면 각 단계별로 임상시험은 하나씩 수행을 하면 되는 것일까? 한 연구에 따르면 신약 하나의 적응증 당 수행되는 임상시험 개수에 대한 통계를 살펴보면, 임상 1상과 2상은 1~2개이고, 임상 3상은 2~3개인 것을 볼 수 있다.[3]

임상 1상과 2상에 대해서는 임상시험 개수에 대한 특별한 규정은 없으나, 임상 3상의 경우에는 FDA의 피보탈 임상시험 개수에 대한

적응증 당 임상시험의 수

Therapeutic Area	Phase 1	Phase 2	Phase 3
Anti-Infective	2.06	1.55	2.41
Cardiovascular	1.65	1.43	2.4
Central Nervous System	1.77	1.36	2.83
Dermatology	1.74	1.69	2.56
Endocrine	2.11	1.67	4.25
Gastrointestinal	1.81	1.41	2.46
Genitourinary System	1.58	1.34	1.47
Hematology	1.62	1.63	2.37
Immunomodulation	1.96	1.57	3.09
Oncology	1.36	1.34	1.63
Ophthalmology	1.23	1.57	2.47
Pain and Anesthesia	1.9	1.65	2.92
Respiratory System	1.46	1.55	3.75
All Therapeutic Areas	1.71	1.52	2.66

출처: Sertkaya et al. (2024). JAMA Network Open, 7(6), e2415445.

규정이 있다. 피보탈 임상시험(pivotal trial)이란 신약의 안전성과 유효성을 최종적으로 검증하여 규제 기관의 승인을 받기 위한 핵심 임상시험을 의미한다. 미국 FDA는 일반적으로 신약 승인을 위해 "Two Adequate and Well-Controlled Studies", 다시 말해 신뢰할 수 있는 두 개 이상의 적절하고 잘 설계된 임상시험에서 유효성이 입증될 것을 요구한다. 이는 단일 연구 결과만으로는 우연적 효과나 편향을 배제하기 어렵기 때문이다. 그러나 특정한 경우, 임상적으로 강력한 치료 효과가 확인되거나 대조군 설정이 윤리적으로 어려운 질환에서는 단 한 개의 피보탈 임상시험(single pivotal trial)만으로도 승인이 가능하다. 희귀질환치료제나 항암제와 같은 경우 한 개의 피보탈 임상시험만으로도 승인하는 사례가 다수 존재한다.

신약개발 가치평가에서는 이러한 규정과 실제 통계 자료를 바탕으로 단계별 임상시험 개수를 설정해야 한다. 가치평가에서는 하나의 신약을 개발하기 위해 요구되는 임상시험 비용을 산정하는 것이므로 일반적으로 임상 1상과 임상 2상은 한 개의 임상시험으로 설정하고 임상 3상은 1~2개로 설정한다. 희귀질환치료제나 항암제의 경우에는 한 개의 피보탈 임상시험만으로도 승인 가능하므로 임상 3상 시험의 개수를 1개로 할 수 있다. 그러나 실제 통계에서 임상시험의 개수는 이보다 많으므로 임상시험 비용이 과소 추정되지 않도록 주의해야 한다.

임상시험 비용의 예측

임상시험에는 복잡한 절차, 엄격한 규제, 많은 인력과 자원 투입으로 인해 비용이 많이 든다. 임상시험은 신뢰할 수 있는 연구결과를 얻으면서도 환자의 안전을 지키기 위한 규정을 따라야 하며, 연구 중 예상치 못한 변수도 관리해야 하기 때문이다.

임상시험 비용은 환자 모집과 유지, 의료진 운영, 검사 및 실험 비용으로 구성된다. 환자를 모집하는 데 광고나 병원 협력 비용이 들며, 연구가 길어질수록 환자가 중도 탈락하지 않도록 지원하는 비용도 필요하다. 간호사와 연구 코디네이터는 환자 관리와 데이터 수집을 담당하며, 의사는 연구 진행과 분석을 맡는다. 혈액 검사나 영상 촬영 같은 의료 절차가 필요하며, 연구가 복잡할수록 비용이 증가한다. 연구 규모와 질병 특성에 따라 전체 비용은 크게 달라질 수 있다.

임상시험 비용은 단계에 따라 증가하며, 참가자 수가 적은 1상 시험에 비해 대규모 모집이 필요한 3상 시험에 더 많은 비용을 필요로 한다. 치료 영역에 따라 비용 차이가 발생하는데, 특히 항암제 및 희귀질환 임상시험은 복잡한 프로토콜과 환자 모집의 어려움으로 인해 상대적으로 비용이 높다. 또한, 시험이 진행되는 지역에 따라 인건비, 인프라 비용, 규제 비용 등이 달라지며, 이러한 지역적 차이도 전체 임상시험 비용에 큰 영향을 미친다.

임상시험의 적응증, 대상 환자 등 임상시험 계획이 정해졌다면, 임상시험 비용을 예측하는 가장 정확한 방법은 임상시험 수탁기관(CRO)에 예상 비용을 요청하는 것이다. 실제로 이러한 임상시험 비용을 예측해주는 솔루션을 제공하는 기업들이 있다. 그러나 이를 위해서는 구체적인 임상시험 계획이 필요하다.

일반적으로 신약개발 가치평가에서 임상시험 비용은 필요한 환자 수를 결정한 후 이를 환자 1인당 비용과 곱하여 계산하는 방법을 주로 사용한다. 임상시험 비용을 결정하는 가장 중요한 요인은 환자 수이므로, 신약의 특성을 반영하는 환자 수를 설정하는데 집중하여 보다 현실적인 임상시험 비용을 추정할 수 있도록 한다.

임상시험의 환자 수

신약이나 치료법의 효과를 확인하기 위해 진행되는 임상시험에서는 "얼마나 많은 환자를 모집해야 할까?"라는 질문은 매우 중요하다. 환자 수가 너무 적으면 연구결과를 믿기 어려울 수 있고, 너무 많으면 시간과 비용이 과도하게 소요될 수 있다.

임상시험에서 "이 치료법이 효과가 있다"고 판단하기 위해서는 얼마만큼의 효과 차이, 즉 MCID(minimal clinically important difference)를 확인하고자 하는지가 중요하다. 효과 차이가 클수록 적은 환자 수로도 의미 있는 결과를 도출할 수 있지만, 반대로 작은 차이를 검출하려면 더 많은 환자를 모집해야만 한다. 또한, 환자마다 치료 효과가 다르게 나타날 수 있다. 이를 변동성이라고 하는데, 변동성이 크면 연구에서 신약의 진짜 효과를 파악하기 어려워지고, 이를 보완하기 위해 더 많은 환자가 필요하다.

일반적으로 임상시험의 환자 수의 결정은 임상시험을 계획할 때 연구에 대한 주요 가정과 입력 값을 설정한 후 이를 바탕으로 적절한 연구 규모를 계산한다. 복잡한 경우에는 통계학자의 도움을 받기도 한다.

신약허가를 받기 위한 임상시험의 평균 환자 수를 추정한 연구에 따르면, 임상단계별로 임상 1상은 30~100명 규모, 임상 2상은 100~300명 규모, 임상 3상은 300~1,200명 규모인 것으로 보고되고 있다.

질환별로 임상시험 환자 수 규모에는 차이가 있다. 심혈관계 치료제나 통증치료제의 3상 시험은 1,000명 이상의 규모인 반면 항암제, 혈액질환은 약 200명 수준이다. 따라서, 임상시험 비용을 계산하기 위해 임상시험 환자 수를 설정할 때 전체 평균 수치를 사용하는 것보다 질환의 특성을 반영한 환자 수를 설정하는 것이 필요하다.

신약개발 가치평가를 위해서는 clinicaltrials.gov와 같은 데이터베이스에 임상시험 환자 수 정보가 공개되어 있으므로, 유사한 질환 및 모집단을 대상으로 한 임상시험 정보를 모아서 임상시험 환자 수를 설정하는 방법을 사용할 수 있다. 예를 들어 두경부암에 대해서 임상 2상 시험의 환자 수를 설정하고자 한다고 했을 때, clinicaltrials.gov에

임상시험의 평균 환자 수

Therapeutic Area	Phase 1	Phase 2	Phase 3
Anti-infective	69	243	575
Cardiovascular	42	189	1,151
Central nervous system	44	243	529
Dermatology	106	133	568
Endocrine	38	225	414
Gastrointestinal	38	292	496
Genitourinary system	50	323	546
Hematology	31	134	233
Immuno-modulation	55	323	309
Oncology	58	137	293
Ophthalmology	121	299	876
Pain and anesthesia	36	270	1,209
Respiratory system	49	203	516
All	51	235	630

출처: Sertkaya et al. (2024). JAMA Network Open, 7(6), e2415445.

서 유사한 임상시험의 정보를 얻을 수 있다. 이와 같이 실제 임상시험 정보를 활용하여 임상시험 환자 수를 설정한다면, 더욱 합리적인 임상시험 비용 예측이 가능하다.

임상시험의 환자 당 비용

임상시험 비용 산출을 위해서 환자 당 비용은 중요한 정보임에도 불구하고 그동안 공개된 자료가 많지 않았다. 과거 Battelle(2015)의 보고서에서 임상시험 환자 당 비용을 약 4만 달러로 언급한 바 있고,[4] 관행적으로 임상시험 환자 당 비용 3~5만 달러를 적용한 경우가 많았으나,[5] 이러한 수치의 산출 근거가 명확하지는 않았다.

최근 실제 임상시험 정보를 바탕으로 비용을 산출한 Sertkaya 등(2024)의 연구에서 환자 당 비용 정보를 제공하고 있다. 이 연구에서는 Medidata와 같은 임상시험비용 데이터베이스를 활용하여 IRB 승인 비용, 환자 모집 비용, 진단비용, 치료비용, 모니터링, 프로젝트 관리 비용 등을 포함한 임상시험의 비용을 추정하여, 환자 수로 나누어 환자당 비용을 산정하였다. 이 연구에서 전체 임상시험의 환자당 비용이 1상에서 81,338달러, 2상에서 58,618달러, 3상에서 53,180달러로 보고되었다. 질환별로는 혈액 질환 관련 임상시험의 비용이 가장 높게 나타나고 있으며, 항암제 분야의 임상시험 환자 당 비용도 높은 편이다. 반면, 감염성 질환의 경우 임상시험 환자 당 비용이 낮은 수치를 보여주고 있다.

환자 당 임상시험 비용은 질환의 특성, 임상 단계에 따라 달라질 수 있음을 볼 수 있다. 따라서, 임상시험 비용을 추정할 때, 질환의 특성과 임상 단계를 반영한 통계치를 사용하는 것이 바람직하다.

가치평가를 위한 임상시험 비용의 산출은 앞에서 설정한 각 임상시험의 환자 수에 환자 당 비용을 곱하여 계산하게 된다. 간혹 임상시험의 환자 수에 환자 당 비용을 곱하여 나온 수치에 간접비(overhead cost)를 적용하는 경우도 있다. 그러나 환자 당 임상시험 비용 통계치가 이미 간접비를 포함한 비용을 환자 수로 나눈 수치이다. 따라서 간접비를 추가한다면 중복하여 계산하는 셈이 되므로 간접비를 별도로 계산한 경우가 아니면 간접비를 추가할 필요는 없다.

임상시험 환자 당 비용 통계 (미국 달러)

질환 분야	연구	Phase 1	Phase 2	Phase 3
전체	Battelle (2015)	38,500	40,000	42,000
	Moore 등(2020)	–	–	41,413
	Moore 등(2018)	–	–	41,117
	Sertkaya 등(2024)	81,338	58,618	53,180
Blood	Moore 등(2020)	–	–	310,975
	Sertkaya 등(2024)	349,363	100,554	118,473
Cardiovascular	Moore 등(2020)	–	–	34,857
	Sertkaya 등(2024)	59,456	41,323	33,084
Central nervous system	Sertkaya 등(2024)	87,390	48,767	39,612
	Moore 등(2020)	–	–	39,467
Dermatology	Sertkaya 등(2024)	35,450	66,661	48,587
	Moore 등(2020)	–	–	24,861
Endocrine	Sertkaya 등(2024)	85,463	51,556	48,753
	Moore 등(2020)	–	–	40,612
Gastrointestinal	Sertkaya 등(2024)	61,848	63,590	47,656
	Moore 등(2020)	–	–	27,887

질환 분야	연구	Phase 1	Phase 2	Phase 3
Genitourinary	Moore 등(2020)	–	–	39,640
	Sertkaya 등(2024)	53,770	45,781	38,930
Immuno-modulation	Sertkaya 등(2024)	63,471	47,897	54,909
Infectious	Moore 등(2020)	–	–	37,175
	Sertkaya 등(2024)	19,399	59,289	30,001
Musculoskeletal	Moore 등(2020)	–	–	58,212
Oncology	Moore 등(2020)	–	–	100,271
	Sertkaya 등(2024)	103,344	78,753	93,145
Ophthalmology	Sertkaya 등(2024)	50,999	48,438	79,933
	Moore 등(2020)	–	–	23,893
Pain and anesthesia	Sertkaya 등(2024)	90,370	77,726	60,751
Respiratory	Moore 등(2020)	–	–	53,590
	Sertkaya 등(2024)	44,330	43,563	46,764

출처: Sertkaya et al. (2024). JAMA Network Open, 7(6), e2415445.
Moore et al. (2020). BMJ open, 10(6), e038863.
Battelle (2015). Biopharmaceutical Industry-Sponsored Clinical Trials

제조와 허가심사비용

제조비용

공정개발과 제조는 신약개발 초기단계에서부터 진행되나, 본격적으로 공정개발과 제조가 필요한 시기는 임상 2상 이후 두 번에 걸쳐서 발생한다. 첫 번째는 임상 3상을 위한 공정개발과 제조는 공정의 규모 확장과 수율 최적화를 목적으로 하며 임상 3상 진입을 전후로

항체치료제의 공정개발비용과 제조비용

Cost ($ million)	Pre-Clinical	Phase I	Phase II	Phase III	Reg. Review
Process Development	1.5	1.5	–	10	27
Manufacturing	0.6	1.4	1.4	9.4	9.4

출처: Farid et al. (2020). MAbs (Vol. 12, No. 1, p. 1754999)

한 시기에 이루어진다. 두 번째는 허가 심사를 위한 공정개발과 제조는 규제준수와 공정 일관성을 목적으로 하며, 허가심사 전에 진행된다.

합성신약 제조비용에 대해서는 미국 NIH에서 발간한 신약개발 연구자와 스타트업 기업을 위한 가이드라인에서 소개되는 정보가 있다. 이 자료에 따르면, 위탁생산업체 선정 및 제조 공정 기술이전, 밸리데이션 개발, 스케일업, 임상시험용 의약품 생산 등이 포함된 임상시험용 의약품 제조 비용으로 약 500,000달러의 비용이 소요될 것으로 추정하고 있다.[6]

바이오의약품의 제조비용은 합성신약 제조비용보다 5배에서 10배 이상 높을 수 있으며, 세포·유전자 치료제의 경우 비용이 더욱 증가할 수 있다. 항체의약품의 제조비용에 대해서는 University College London 연구진이 글로벌 제약회사의 데이터를 분석한 연구가 있다. 이 연구는 임상 3상에서 공정개발비용은 10백만 달러, 제조비용은 9.4백만 달러라고 추정하고 있다.[7]

공정개발과 제조비용은 기밀 정보로 취급하는 경우가 대부분이기 때문에 앞에서 설명한 자료 이외에 공개된 자료가 거의 정보가 없다. 따라서, 가치평가를 위해 신약개발 과정에서 소요되는 공정개발과 제조비용을 예측하는 것이 쉽지 않은 일이다.

제조비용을 추정하기 위해서는 우선 임상시험 대상자 수, 투여 용량 및 기간 등의 정보를 바탕으로 개략적인 임상시험 제조 필요량 파악해야 한다. 예상 필요량에 제조단가 추정치를 곱하여 임상시험용 의약품 제조비용을 산출한다. 제조단가는 기존 문헌과 공개된 데이터에서 관련 정보를 찾아보거나, 위탁생산업체 또는 관련 전문가 의견 등을 바탕으로 설정한다. 마찬가지로 공정개발비용도 관련 사례 및 전문가의 의견을 참고하여, 투입 인원과 투입 시간, 인건비 등을 가정하여 추정하는 방법을 고려해 볼 수 있다.

허가심사비용

대부분의 국가에서 신약의 허가 심사에 소요되는 비용은 크지 않으나, 미국의 경우에는 이 비용이 상당한 규모이다. 2025년 기준으로 4.3백만 달러에 달한다. 더군다나 이 비용은 10년 전인 2015년만 해

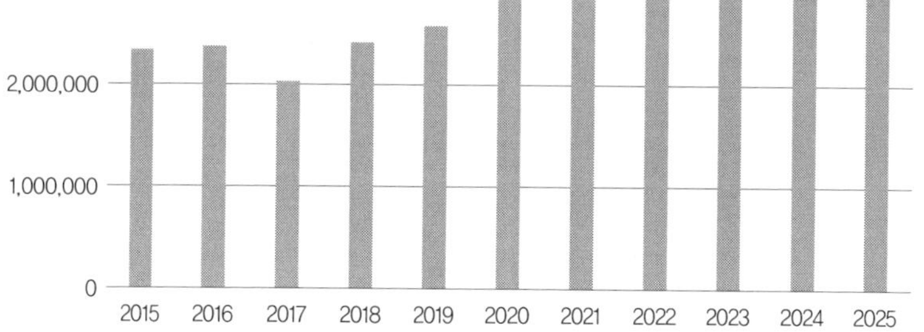

미국 FDA 허가심사 비용 추이

출처: www.fda.gov

도 2.3백만 달러이었는데, 매년 크게 증가하고 있는 추세이다.

이 비용은 FDA 홈페이지에서 확인할 수 있으므로 최근의 비용을 확인할 수 있다. 신약개발 가치평가에서는 이러한 비용을 참고하여 향후 허가 심사 시점에서 예상되는 비용을 예상하여 적용한다.

---

1 DiMasi, J. A., Grabowski, H. G., & Hansen, R. W. (2016). Innovation in the pharmaceutical industry: new estimates of R&D costs. Journal of health economics, 47, 20-33.

2 Wouters, O. J., McKee, M., & Luyten, J. (2020). Estimated research and development investment needed to bring a new medicine to market, 2009-2018. Jama, 323(9), 844-853.

3 Sertkaya, A., Beleche, T., Jessup, A., & Sommers, B. D. (2024). Costs of drug development and research and development intensity in the US, 2000-2018. JAMA network open, 7(6), e2415445-e2415445.

4 Battelle (2015). Biopharmaceutical Industry-Sponsored Clinical Trials: Impact on State Economies. PhRMA

5 Moore, T. J., Heyward, J., Anderson, G., & Alexander, G. C. (2020). Variation in the estimated costs of pivotal clinical benefit trials supporting the US approval of new therapeutic agents, 2015-2017. BMJ open, 10(6), e038863.

6 Strovel, J., et al.(2016). Early drug discovery and development guidelines: for academic researchers, collaborators, and start-up companies. Assay guidance manual.

7 Farid, S. S., Baron, M., Stamatis, C., Nie, W., & Coffman, J. (2020). Benchmarking biopharmaceutical process development and manufacturing cost contributions to R&D. In MAbs (Vol. 12, No. 1, p. 1754999). Taylor & Francis.

5장

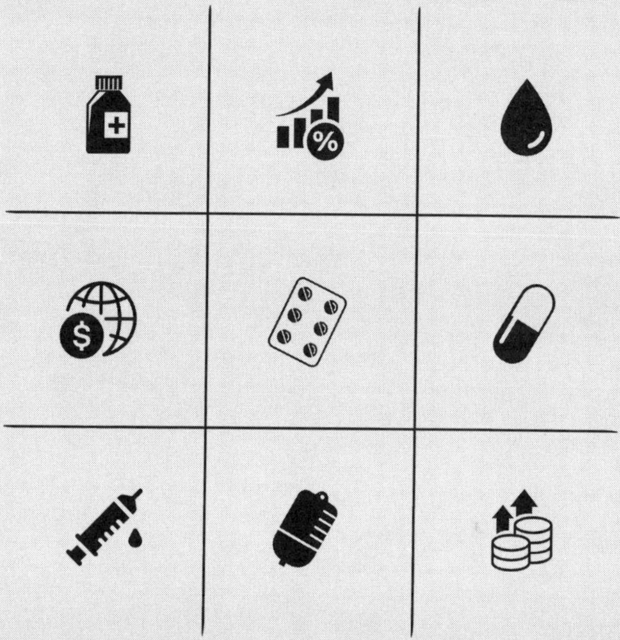

성공 확률

성공확률의 측정

신약개발의 성공확률은 1만분의 1인가?

신약개발 성공확률과 관련하여 자주 언급되는 이야기 중 하나는 "10,000개의 화합물 중 단 하나만이 신약이 된다"는 것이다. 이는 신약 후보 물질을 발굴하고 개발하는 과정에서 수많은 물질이 탈락하고, 극히 낮은 확률을 통과해야 한다는 점을 강조하는 표현이다. 특히 신약 탐색 단계에서 고효율 스크리닝과 방대한 화합물 라이브러리를 활용하는 경우 1만 개 이상의 화합물이 테스트되기 때문에 이러한 수치가 나온 것이다.

그러나 일반적인 신약개발의 성공확률이 1만분의 1이라는 것은 다소 과장된 부분이 있다. 실제로는 탐색 단계에서 출발한 20~30개의 신약개발 프로젝트 중 약 10개가 임상단계에 진입하며, 이 중 1개 정도가 시판에 성공하는 정도의 확률이다.[1] 신약개발이 높은 실패율을 수반하긴 하지만, 신약 후보물질의 성공 가능성은 1만분의 1보다는 훨씬 높다.

그럼에도 불구하고 신약개발의 성공확률은 여전히 매우 낮은 수준이며, 연구 및 투자 과정에서 중요한 리스크 요인이다. 성공확률은 신약개발 연구자가 과학적 의사결정을 해야 할 때 중요한 판단 근거가 된다. 성공확률에 대한 정확한 정보가 없다면, 신약개발 기업은 개발 위험과 가치를 오판하여 투자자와 환자 모두에게 기회를 상실하게 할 수 있다.

신약개발 가치평가에서 성공확률은 중요한 평가요소다. 특히 신약개발 가치평가에서 주로 사용되는 rNPV 모델에서는 성공확률이 주요 투입 지표이므로 그 영향이 매우 크다.

본 장에서는 우리가 흔히 접하는 신약개발 성공확률 수치가 어떻게 산출되는지, 그리고 신약개발 성공확률의 예측은 어떻게 하는지, 신약개발 가치평가에서 적용할 성공확률은 어떻게 정하는지 살펴보고자 한다.

성공확률의 개념

일반적으로 성공이란 목표한 것을 달성한 것을 의미하는데, 보는 사람에 따라 성공의 기준은 다양할 것이다. 임상단계 신약개발의 성공을 개별 임상시험의 성공으로 볼 것인가 아니면 임상단계의 성공으로 볼 것인가에 따라 성공확률은 다르게 측정될 것이다.

개별 임상시험이 종료되어 그 목적을 달성한 경우, 해당 시험은 '완료'된 것이라고 말한다. 이때 임상시험의 완료 비율을 '임상시험 완료율(trial completion rate)'이라고 한다.

임상시험이 완료된 이후, 신약개발 기업은 다음 단계 임상시험을 진행할지, 혹은 개발을 중단할지를 결정하게 된다. 만약 다음 단계 임상시험으로 진입한다면, 해당 신약개발 프로그램은 해당 단계에서 '성공'으로 간주된다. 반대로 다음 단계로 진입하지 못하고 개발이 중단된다면, 해당 단계에서 '실패'한 것으로 분류된다.

이러한 맥락에서 임상단계 성공확률은 신약개발 프로그램이 현재 단계를 넘어 다음 단계로 진입할 확률을 의미한다. 즉, 특정 단계에서 성공적으로 다음 단계로 넘어간 프로젝트 수의 비율을 말한다. 영어로는 POS(Probability of Success) 또는 PTR(Phase Transition Rate)이라고 부른다.

$$\text{성공확률} = \frac{\text{성공개수}}{\text{성공개수} + \text{실패개수}}$$

한편, 특정 임상단계에서 출발하여 최종 승인까지 도달할 확률을 'LOA(Likelihood of Approval)'라고 한다. 예를 들어, 임상 1상의 LOA는 신약이 임상 1상에 진입한 이후 최종적으로 승인을 받을 확률을 의미한다. LOA는 임상 1상부터 승인까지 각 단계별 성공확률을 누적하여 곱함으로써 계산할 수 있다.

실패의 구분

앞서 신약개발 프로그램이 다음 단계 임상시험으로 진입하지 않은 경우를 '실패'라고 정의하였다. 정의 자체는 간단하지만, 실제로 실패를 확인하는 것은 단순하지 않다. 신약개발 기업이 공개적으로 신약개발 중단을 발표하는 경우도 있지만, 다음 단계 임상시험에 진입하지 못하는 사실을 공개하지 않는 경우도 많다.

다음과 같은 사례를 생각해 볼 수 있다. 어떤 신약개발 프로그램이 1년 전에 임상 1상을 완료했지만 아직 임상 2상에 진입하지 않았다면, 이를 실패로 볼 수 있을까? 아마도 아닐 것이다. 아직 임상 2상 진입을 준비하고 있는 "개발 중" 상태로 해석하는 것이 더 적절할 것이다. 그러나 만약 4년 전에 임상 1상을 완료했음에도 여전히 임상 2상에 진입하지 않은 상태라면, 어떻게 평가할 것인가? 이 경우에는 상당한 기간이 경과했음에도 다음 단계로 진행하지 못했다는 점에서 실패로 평가해야 할 것이다.

이처럼 "개발 중"과 "실패"를 구분하는 핵심 기준은 시간이다. 신약개발 프로그램이 마지막으로 관찰된 임상단계 이후 계속 개발되고 있는지, 아니면 중단되었는지를 판단하는 데 있어 시간 경과가 중요한 역할을 한다. 신약개발 성공확률을 분석하는 연구에서도, 마지막으로 관찰된 임상시험 이후 일정 기간 동안 다음 단계 진입이 이루어지지 않으면 개발이 중단된 것으로 간주하는 방식을 사용한다.

성공확률을 분석한 Wong et al(2019)의 연구에서는, 임상 1상 종료 후 360일 이내에, 임상 2상 종료 후 540일 이내에 다음 단계 진입이 이루어지지 않으면 개발이 중단된 것으로 간주하였고,[2] 또 다른 Pammolli et al(2020)의 연구에서는 임상단계를 시작한 후 4년 이내에 다음 단계로 진입하지 않으면 개발이 중단된 것으로 판단하였다.[3]

실패의 이유

신약개발이 중단되는 이유는 크게 효능 부족, 안전성 문제, 기술적 문제, 그리고 상업적 이유로 나눌 수 있다.

우선, 신약이 충분한 치료 효과를 보이지 않는 경우 개발이 중단될 수 있다. 실험실 연구나 임상시험에서 기존 치료제에 비해 뚜렷한 장점을 입증하지 못하면, 더 이상 개발을 지속하기 어렵다. 또한 신약이 일정 수준의 효과를 보이더라도 경쟁 제품에 비해 우수성이 부족하다면 시장성이 낮다고 평가되어 개발이 중단될 수 있다.

안전성 문제 역시 개발 중단의 주요 원인이다. 비임상 단계에서 독성 문제가 발견되거나, 임상시험 중 심각한 부작용이 발생할 경우, 안전성 우려로 인해 개발이 중단된다.

기술적 문제로 인해 개발이 중단되는 경우도 있다. 예를 들어, 적절한 약물 제형을 개발하지 못하거나 대량 생산이 어려워서 개발이 중단되는 경우도 있다.

상업적 이유 역시 신약개발 지속 여부에 중요한 영향을 미친다. 기업의 재정 상태나 시장 환경 변화가 개발에 직접적인 영향을 줄 수 있다. 예를 들어, 자금 부족으로 인해 연구가 중단되거나, 인수합병(M&A)으로 개발 우선순위가 변경되는 경우도 있다. 특허 문제나 예상 수익성이 낮다고 판단될 때에도 신약개발이 포기될 가능성이 크다.

신약개발 프로젝트 605건의 개발 단계별 실패 원인을 분석한 한 연구에 따르면, 후보물질 단계에서는 독성 문제가 59%로 가장 큰 실패 요인이었고, 임상 1상에서는 안전성 문제가 25%를 차지했다. 임상 2상에서는 효능 문제가 35%로 가장 주요한 실패 요인으로 나타났다. 상업적 이유는 전체의 28%를 차지하며 모든 단계에서 꾸준한 영향을 미치는 것으로 분석되었다.[4]

성공확률 분석의 단위

신약이 개발될 때 하나의 적응증을 목표로 하는 경우도 있고, 여러 적응증을 대상으로 동시에 개발하는 경우도 많다. 특히 항암제의 경우 두세 개의 적응증을 동시에 개발하는 사례가 흔하다.

이처럼 하나의 신약이 여러 적응증을 대상으로 개발되는 다중 적응증(multiple-indication) 상황에서는 성공확률은 약물 수준에서 분석될 수도 있고, 개별 적응증 수준에서 분석될 수도 있다.

약물 수준에서의 분석방법은 여러 적응증 중 하나라도 성공하면 해당 신약개발 프로그램이 성공한 것으로 간주하는 방식이다. 여러 적응증 중 가장 개발이 앞서 있는 적응증을 리드 적응증이라고 부르는데, 이러한 방법으로 측정한 성공확률을 리드 적응증(lead indication) 성공확률이라고 한다.

개별 적응증 단위에서 성공 여부를 평가하는 방법은 각각의 적응증을 독립적으로 평가하여 성공확률을 산출하는 방식이다. 이렇게 계산된 성공확률을 적응증별(all indication) 성공확률이라고 부른다.

신약개발자나 투자자들이 신약개발 프로그램의 가장 앞선 단계까지 진행한 적응증에 주로 관심을 가진다는 점에서 리드 적응증 성공확률의 유용성이 있다. 그러나 리드 적응증 성공확률은 가장 성공적인 개발 경로만 고려하기 때문에 적응증별 성공확률에 비해 약간 높게 나타나는 경향이 있다.

신약 시판을 위한 허가신청서(NDA)에는 특정 적응증이 명시되며, 만약 기업이 추가로 다른 적응증에 대해 약물을 판매하려면 별도의 근거 자료와 허가심사가 필요하다. 환자군과 적응증의 범위가 시장 규모를 결정하고, 이는 약물의 재무적 가치를 좌우하기 때문에, 신약개발 가치평가와 같은 재무 분석에서는 적응증별 성공확률을 활용하는 것이 보다 바람직하다.

성공확률 분석 방법

성공확률은 각 임상 단계에서 다음 단계로 진입한 비율을 통해 계산할 수 있다. 예를 들어 임상 1상에서 2상으로 진입 여부를 확인할 수 있는 신약이 10개인데 이중 6개가 2상 진입에 성공하였고, 4개는 2상 진입에 실패한 것으로 확인되었다면, 이때의 임상 1상에서 2상으로 진입 성공확률은 60%로 계산될 수 있다. 이처럼 각 단계의 성공 여부를 기준으로 판단하는 방식을 단계별(phase-by-phase) 분석방법이라고 부른다. 이 방법은 계산 과정이 단순하고 직관적이며, 단계별 전환 비율을 명확하게 파악할 수 있다는 장점이 있다.

단계별 분석방법은 임상시험 기록이 누락 없이 완전한 경우에는 문제가 없지만, 누락된 데이터가 많을 경우 확한 성공확률을 추정하는 데 한계가 있다. 예를 들어, 어떤 신약개발 프로그램에서 임상 1상과 임상 3상 기록은 존재하지만, 임상 2상 기록이 없는 경우를 생각해볼 수 있다. 만약 단계별 분석방법을 적용한다면, 임상 2상 기록이 존재하지 않는 신약은 임상 1상에서 2상으로 진입 성공확률 계산 시 제외된다. 그림의 예시에서 단계별 분석방법으로 성공확률을 계산하고자 하는 경우 임상 2상 기록이 없는 1번 신약개발 프로그램의 자료는 제외하게 되므로, 성공확률은 임상 1상 100% (2/2), 임상 2상 50% (1/2), 임상 3상 50% (1/2)가 된다.

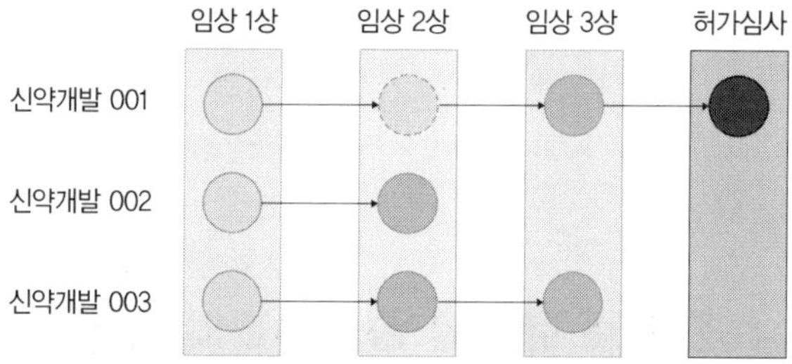

신약개발 성공확률 조사 방법 예시

출처: Wong et al. (2019). Biostatistics, 20(2), 273-286.

그러나 신약개발 프로그램의 특정 임상 단계의 기록이 발견되지 않았다고 하더라도, 상위 단계의 임상시험이 진행된 것을 확인할 수 있다면, 이 임상단계는 진행이 안 된 것이 아니라 단순히 발견되지 않은 것일 수 있다. 그림의 예시에서 1번 신약개발 프로그램의 임상 2상 기록을 발견할 수는 없지만 임상 3상 기록이 존재하므로, 이 신약은 임상 2상도 거쳤다고 보는 것이 타당할 것이다.

이와 같이 1번 신약개발 프로그램이 임상 2상을 거친 것으로 보고 계산된 성공확률은 임상 1상 100% (3/3), 임상 2상 66.7% (2/3), 임상 3상 50% (1/2)이다.

이처럼 임상시험 기록의 누락을 보정해주는 방법을 경로별(path-by-path) 방법이라고 한다. 경로별 방법은 약물 개발 경로를 기준으로 정의하여, 관찰되지 않은 중간 단계를 포함해 성공확률을 계산하는 방식이다. 데이터 중 일부 임상 단계 기록이 누락되었더라도, 해당 단계를 반드시 거쳤다고 가정하여 보다 현실적인 성공확률을 산출할 수 있다.

실제로 이 방법을 제안한 MIT의 연구팀에서 시뮬레이션을 통해 확인한 결과, 경로별 방법은 성공확률을 정확하게 추정한 반면, 단계별 방법은 성공확률을 과소평가하는 경향이 있는 것으로 나타났다.

단계별 질환별 성공확률의 현황

탐색 및 전임상 단계의 성공확률

임상개발 단계뿐만 아니라 탐색과 전임상 단계와 같이 신약개발 초기단계에서의 투자와 협력이 많아지고 있다. 그러나 이들 초기 단계의 성공확률에 대한 실증적 정보는 매우 제한적이다. 이는 승인과 등록 절차를 거쳐야 하는 임상시험과 달리 탐색 및 전임상 단계의 진행 상황에 대해서 기업이 보고해야 할 의무가 없기 때문이다.

모든 탐색 및 전임상 단계 정보가 수집되는 것은 아니지만, 투자

유치나 라이선스 계약 과정 등에서 정보가 공개되어서 여러 파이프라인 데이터베이스에 수집되기도 한다. 이러한 정보를 활용하여 탐색 및 전임상 단계의 성공확률을 분석하는 등 신약개발 초기 단계의 성공 가능성을 보다 정량적으로 평가하려는 노력이 지속되고 있다.

Paul et al(2010)은 13개 대형 제약기업의 데이터를 활용하여 신약개발 단계별 성공확률을 추정하였다. 탐색 단계 과정 중 Target-to-Hit은 80%, Hit-to-Lead는 75%, Lead Optimization은 85%의 성공확률로 추정되었다.[5] 전체 탐색 단계의 성공확률을 이 수치들을 곱하여 계산하면 약 51%이다.

전임상 단계의 성공확률에 대한 수치는 연구에 따라 크게 차이가 있다. 방금 소개한 Paul et al(2010)의 연구에서 전임상 단계의 성공확률은 69%인 반면, Pammolli et al(2020)의 연구에서는 전임상 단계의 성공 확률을 7.61~12.34%로 나타났다.[6] 일본의 Takebe et al(2018)은 미국 36개 대학에서의 산학협력 신약개발 파이프라인 798개를 분석한 결과, 전임상 단계 성공확률은 31.8%이었다.[7] 필자가 참여한 최근 연구에서는 항암제 분야 전임상 단계 성공확률이 24.2%로 나타났다. 질환별 또는 항암제 유형별로 본 전임상 단계 성공확률은 최소 20.1%에서 최대 44.2%의 범위인 것으로 나타났다.[8]

이 연구에서 항암제의 탐색 및 전임상 단계 성공확률을 살펴보면, 세포 및 유전자 치료제가 가장 높은 성공확률을 보였고, 그 다음으로 고분자 바이오신약, 화학합성 저분자 약물 순으로 나타났다. 또한, 고형암 치료제에 비해 혈액암 치료제의 성공확률이 상대적으로 낮은 경향을 보였다.

신약개발 가치평가에서 탐색 및 전임상 단계의 성공확률을 필요로 하는 경우 이러한 연구결과들을 참고하여 객관적인 성공확률 추정이 되도록 해야 한다. 지금까지는 이러한 초기 단계의 성공확률에 대한 정보가 제한적이나 앞으로 신뢰성 높은 실증 자료가 많이 나오길 기대한다.

탐색 및 전임상 단계의 성공확률

연구명	대상	탐색		전임상	
		n	PTR	n	PTR
전체					
Paul et al(2010)	전체	–	51.0%	–	69.0%
Pammolli et al(2020)	전체	–	–	–	7.6~12.3%
Takebe et al(2018)	전체	–	–	798	31.8%
질환별					
Takebe et al(2018)	Nervous system	–	–	65	23.1%
Takebe et al(2018)	Mental and behavioral disorders	–	–	45	37.8%
Takebe et al(2018)	Endocrine, nutritional and metabolic	–	–	43	44.2%
Takebe et al(2018)	Circulatory	–	–	46	28.3%
Takebe et al(2018)	Oncology	–	–	338	34.9%
Yang et al(2025)	Oncology	344	40.9%	360	24.2%
항암제 유형별					
Yang et al(2025)	Oncology(small molecule)	230	33.2%	209	21.1%
Yang et al(2025)	Oncology(large molecule)	70	49.1%	90	23.2%
Yang et al(2025)	Oncology(cell and gene)	44	62.9%	61	36.1%
Yang et al(2025)	Solid tumors	263	47.3%	264	20.1%
Yang et al(2025)	Liquid tumors	81	31.4%	96	35.4%

임상 단계에서의 성공확률

신약개발에서 임상 1상 단계는 최초로 사람을 대상으로 신약 후보물질의 안전성과 약동학적 특성을 평가하는 단계다. 이 단계에서 신약 후보물질이 임상 2상으로 진입할 확률은 다양한 요소의 영향을 받지만, 예상치 못한 중대한 부작용이 발견되면 임상이 즉시 중단될 수 있으므로, 안전성이 가장 큰 성공 확률 결정 요인이라고 할 수 있다. 임상 1상 성공확률에 대한 통계는 최저 52%에서 최고 76%까지 보고되고 있다.

임상 2상 단계는 신약 후보물질의 치료 효과와 안전성을 보다 정밀하게 평가하는 단계다. 상대적으로 적은 수의 환자를 대상으로 진행되기 때문에, 약물의 유효성을 입증할 수 있는지가 가장 중요한 성공확률 결정 요인이 된다. 임상 2상 성공확률에 대한 통계를 살펴보면, 대체로 30%에서 50% 사이의 수치를 보이는 것으로 나타난다.

임상 3상 단계는 대규모 환자군을 대상으로 신약의 유효성과 안전성을 최종적으로 검증하는 단계다. 신약이 임상 3상을 성공적으로 마치고 신약허가신청(NDA)으로 이어질 확률은 다양한 요소의 영향을 받는다. 특히 임상 3상은 다양한 환자군을 대상으로 장기간에 걸쳐 수행되므로, 치료 효과의 일관성과 통계적 유의성이 가장 중요한 성공확률 요인이 된다. 임상 3상 성공확률은 대체로 60% 수준으로 보고되고 있다. 이 성공확률은 치료 분야에 따라 큰 차이를 보이는데, 일부 치료제는 높은 성공확률을 보이는 반면, 다른 분야에서는 성공확률이 상대적으로 낮아 최대 20%포인트 이상의 차이가 발생하기도 한다.

신약개발 가치평가를 할 때는 임상 단계별 평균 성공확률을 사용할 수도 있으나, 가능하다면 질환별 성공확률을 적용하는 것이 바람직하

임상 단계에서의 성공확률

연구명	대상	임상 1상		임상 2상		임상 3상	
		n	PTR	n	PTR	n	PTR
Wong et al(2019)	All indications	41,040	66.4%	21,180	48.6%	–	–
Wong et al(2019)	Lead indications	16,467	75.8%	10,010	55.6%	–	–
Hay et al(2014)	All indications	2,541	64.5%	3,743	32.4%	1,554	60.1%
Hay et al(2014)	Lead indications	1,770	66.5%	2,070	39.5%	1,009	67.6%
Thomas et al(2021)	All indications	4,414	52.0%	4,933	28.9%	1,928	57.8%

다. 임상단계 성공확률은 질환의 특성에 크게 좌우되기 때문이다. 이제부터 주요 질환별로 임상단계 성공확률에 대해 살펴보도록 하겠다.

① 항암제의 임상단계 성공확률

항암제의 임상 1상 시험은 건강한 피험자가 아닌 암 환자를 대상으로 진행되는 경우가 많다. 이는 항암제가 정상 세포에도 영향을 미칠 가능성이 높아, 건강한 사람에게 투여할 경우 심각한 부작용이 발생할 위험이 크기 때문이다. 항암제 임상 1상에서는 약물의 최대 내약 용량(Maximum Tolerated Dose, MTD)을 결정하는 것이 핵심 목표가 된다.

주요 연구들을 종합하면, 항암제의 적응증별 임상 1상 성공확률은 약 46~58% 범위에 분포한다. 반면, 리드 적응증으로는 58~79%로 더 높은 성공확률을 보인다.

항암제의 임상 2상 시험은 약물의 유효성과 안전성을 본격적으로 평가하는 단계로, 특정 암종에서 치료 효과를 확인하고 최적의 용량을 설정하는 것이 주요 목표다. 종양의 생물학적 특성이 매우 복잡하고, 환자마다 치료 반응이 크게 달라질 수 있다는 점, 부작용으로 인해 임상이 조기 종료되는 경우가 많다는 점으로 인해 항암제의 임상 2상 성공확률은 일반 신약에 비해 낮다.

주요 연구 결과에 따르면, 항암제의 적응증별 임상 2상 성공확률은 약 28~33% 범위에 있다. 그러나 리드 적응증 기준으로는 43~54% 범위로 성공확률이 크게 높아진다. 이처럼 항암제 임상 2상에서는 적응증별 성공확률과 리드 적응증 성공확률 간에 상당한 차이가 존재하므로, 가치평가를 할 때는 수치의 의미와 차이를 명확히 이해한 후 적절한 성공확률을 선택해야 한다.

항암제는 특히 임상 3상 성공률이 낮은 분야로 알려져 있다. 주요 연구들에 따르면, 항암제의 적응증별 임상 3상 성공확률은 약 45~48% 범위에 있다. FDA는 주요 항암제 연구에서 전체 생존율(Overall Survival, OS)을 1차 평가변수(primary endpoint)로 요구하는데, 생존율 개선 효과가 미미하거나 점진적으로 나타나는 경우에는 유의미한 결과를 얻기까지 오랜 시간이 소요되며, 이로 인해 실패 확률이 높아질 수 있다.

항암제의 임상단계 성공확률

연구명	대상	임상 1상		임상 2상		임상 3상	
		n	PTR	n	PTR	n	PTR
항암제							
Wong et al(2019)	All indications	17,368	57.6%	6,533	32.7%	–	–
Wong et al(2019)	Lead indications	3,107	78.7%	1,601	53.9%	–	–
Thomas et al(2021)	All indications	1,628	48.8%	1,732	24.6%	495	47.7%
Hay et al(2014)	All indications	919	63.9%	1,451	28.3%	383	45.2%
Hay et al(2014)	Lead indication	489	68.9%	527	42.3%	193	54.7%

연구명	대상	임상 1상		임상 2상		임상 3상	
		n	PTR	n	PTR	n	PTR
항암제 유형별							
Wong et al(2019)	Oncology(orphan)	1,245	72.0%	535	39.4%	–	–
Wong et al(2019)	Oncology(biomarker)	1,136	43.5%	742	38.8%	–	–
Hay et al(2014)	Oncology(small molecule)	492	66.5%	830	28.8%	219	45.6%
Thomas et al(2021)	Immuno-oncology	275	64.0%	244	40.2%	98	49.0%
Hay et al(2014)	Oncology(mAbs)	175	68.0%	245	29.3%	55	50.0%
Hay et al(2014)	Oncology(protein/peptide)	68	48.0%	108	31.6%	34	37.5%
Hay et al(2014)	Oncology(vaccines)	41	50.0%	73	39.5%	28	8.3%
고형암							
Thomas et al(2021)	Solid tumors	1,145	48.9%	1,261	23.4%	364	42.9%
Hay et al(2014)	Solid tumors	668	66.7%	1,114	26.3%	299	41.3%
Hay et al(2014)	Non-small cell lung cancer	63	87.3%	161	29.8%	46	26.1%
Hay et al(2014)	Breast cancer	54	68.1%	119	21.3%	34	56.0%
Hay et al(2014)	Prostate cancer	42	71.0%	103	20.9%	25	56.3%
Hay et al(2014)	Colorectal cancer	45	62.2%	87	21.4%	18	38.5%
Hay et al(2014)	Ovarian cancer	31	68.0%	72	27.0%	15	25.0%
Hay et al(2014)	Pancreatic cancer	29	75.0%	66	30.6%	19	20.0%
Hay et al(2014)	Renal cell cancer	20	86.7%	54	30.3%	15	70.0%
Hay et al(2014)	Liver cancer	18	73.3%	39	36.0%	12	25.0%
Hay et al(2014)	Head and neck cancer	6	100.0%	23	50.0%	14	42.9%
혈액암							
Thomas et al(2021)	Liquid tumors	425	50.1%	449	27.8%	120	60.0%
Hay et al(2014)	Liquid tumors	216	58.6%	317	34.6%	78	55.6%
Hay et al(2014)	Non-Hodgkin's lymphoma	38	57.1%	62	40.0%	19	44.4%
Hay et al(2014)	Multiple myeloma	43	69.0%	48	23.3%	13	60.0%
Hay et al(2014)	Chronic lymphocytic leukemia	17	50.0%	41	29.2%	10	62.5%
Hay et al(2014)	Myelodysplastic syndrome	12	71.4%	22	33.3%	6	20.0%

② 자가면역질환 치료제의 임상단계 성공확률

자가면역질환 치료제의 임상 1상은 일반적으로 건강한 지원자가 아닌 질환 환자를 대상으로 안전성과 약동학적 특성을 평가하는 경우가 많다. 이는 면역계에 작용하는 약물을 건강한 사람에게 투여할 경우 불필요한 위험을 초래할 수 있기 때문이다. 주요 연구에 따르면, 자가면역질환 치료제의 임상 1상 성공확률은 70% 수준이다.

자가면역질환 치료제 임상단계 성공확률

연구명	대상	임상 1상		임상 2상		임상 3상	
		n	PTR	n	PTR	n	PTR
자가면역질환 치료제							
Wong et al(2019)	Autoimmune/Inflammation (All indications)	5,086	69.8%	2,910	45.7%	-	-
Wong et al(2019)	Autoimmune/Inflammation (Lead indications)	2,900	78.9%	1,862	48.7%	-	-
Thomas et al(2021)	Autoimmune (All indications)	413	55.2%	471	31.4%	219	65.3%
Hay 등(2014)	Autoimmune (All indications)	241	68.0%	350	34.0%	149	68.4%
Hay 등(2014)	Autoimmune (Lead indication)	165	67.7%	178	37.3%	77	80.8%
유형별							
Hay 등(2014)	Autoimmune(biologics)	116	73.8%	171	45.0%	89	75.0%
Hay 등(2014)	Autoimmune(NMEs)	111	62.5%	151	22.1%	38	50.0%
세부 질환별							
Thomas et al(2021)	Allergy	55	56.4%	92	28.3%	34	64.7%
Hay 등(2014)	Rheumatoid arthritis	65	74.1%	102	15.9%	18	87.5%
Wong et al(2019)	Autoimmune/inflammation (orphan)	228	76.3%	114	57.0%	-	-

임상 2상에서는 질환별 표준화된 평가 지표를 활용해 치료 효과를 정량적으로 평가하며, 동시에 최적의 투여 용량과 간격을 설정하는 것이 중요한 과제로 다루어진다. 자가면역질환 치료제의 임상 2상 성공확률은 약 20~50% 범위로 보고되고 있다.

임상 3상은 대규모 환자군을 대상으로 약물의 최종 유효성과 장기 안전성을 검증하는 단계다. 자가면역질환 치료제의 임상 3상 성공확률은 약 60~80% 범위로 나타나며, 연구 방법과 질환 특성에 따라 다양한 수치를 보이는 특징이 있다.

자가면역질환 치료제 중에서는 바이오의약품(Biologics)이 케미컬의약품(NME)보다 임상단계 성공확률이 더 높게 나타났다. 이는 바이오의약품이 질병의 원인으로 알려진 특정 면역 조절 인자(TNF-α, IL-6, IL-17 등)를 직접 표적으로 삼아, 보다 명확하고 예측 가능한 치료 효과를 나타내기 때문으로 이해할 수 있다.

③ 백신의 임상단계 성공확률

일반적인 치료제는 특정 질병을 가진 환자를 대상으로 효능을 검증하지만, 백신은 예방 목적이므로 건강한 성인을 포함한 다양한 연령층을 대상으로 임상시험이 진행된다. 이로 인해 백신의 임상시험은 설계와 평가 기준에서 치료제와 차이를 보인다.

백신의 임상 1상은 인체에서 백신의 안전성을 확인하고, 면역 반응을 유도할 수 있는지를 평가하는 단계다. 항체 생성 여부와 세포성 면역반응을 확인하는 것이 핵심 목표이며, 면역원성을 초기 단계에서 검증하는 데 중점을 둔다. 주요 연구 결과에 따르면, 백신의 임상 1상 성공확률은 60~80% 수준으로 보고되고 있다.

백신의 임상단계 성공확률

연구명	대상	임상 1상		임상 2상		임상 3상	
		n	PTR	n	PTR	n	PTR
전체							
Wong et al(2020)	All indications	1,838	82.5%	1,339	65.4%	–	–
Wong et al(2019)	All indications	1,869	76.8%	1,235	58.2%	–	–
Wong et al(2019)	Lead indications	881	75.8%	567	57.1%	–	–
Thomas et al(2021)	All indications	127	52.0%	115	32.2%	43	58.1%
Hay 등(2014)	All indications	121	67.1%	160	44.3%	67	50.0%
질환 별							
Wong et al(2020)	Respiratory Infections	640	79.1%	465	66.9%	–	–
Wong et al(2020)	Hepatitis B Virus(HBV)	213	94.8%	187	74.9%	–	–
Wong et al(2020)	HIV	181	65.2%	95	36.8%	–	–
Wong et al(2020)	Rotavirus	72	97.2%	70	91.4%	–	–
Wong et al(2020)	Human Papillomavirus(HPV)	120	88.3%	69	52.2%	–	–
Wong et al(2020)	Rabies	47	91.5%	40	87.5%	–	–
Wong et al(2019)	Vaccine_orphan	57	89.5%	43	53.5%	–	–

백신의 임상 2상은 수백 명에서 수천 명에 이르는 건강한 성인 또는 고위험군을 대상으로 면역원성과 안전성을 평가하는 단계다. 이 과정에서는 최적의 접종 용량과 간격을 결정하는 것이 핵심 과제다. 백신의 임상 2상 성공확률은 예방 대상 질환의 특성, 면역원성 기준, 임상 디자인 등에 따라 다양한 수치를 보인다. 특정 질환에 대한 백신은 높은 성공확률을 보이는 반면, 일부 신종 감염병 백신은 상대적으로 낮은 성공확률을 나타낼 수 있다.

백신의 임상 3상은 수천 명에서 수만 명이 참여하는 대규모 연구로, 실제 감염률을 비교하여 백신의 예방 효과를 평가하는 단계다.

이 과정은 시간과 비용이 많이 소요되며, 자연 감염률 변동성과 임상 시험 설계의 복잡성으로 인해 성공확률이 영향을 받을 수 있다. 주요 연구에 따르면, 백신의 임상 3상 성공확률은 약 50~60% 수준으로 나타난다. 이는 일반적인 신약보다 다소 낮은 수치로, 대규모 연구 수행의 복잡성과 감염병 역학적 특성에 따른 변동성 때문으로 이해할 수 있다.

④ 감염질환 치료제의 임상단계 성공확률

감염질환 치료제는 명확한 병인과 치료 목표 덕분에 다른 치료제 분야에 비해 전반적으로 높은 임상 성공확률을 보인다. 감염 소실, 바이러스 억제 등 객관적인 임상 지표를 신속하게 평가할 수 있다는

감염질환 치료제의 임상단계 성공확률

연구명	대상	임상 1상		임상 2상		임상 3상	
		n	PTR	n	PTR	n	PTR
감염질환 치료제							
Wong et al(2019)	All indications	3,963	70.1%	2,314	58.3%	–	–
Wong et al(2019)	Lead indications	2,186	74.6%	1,326	58.0%	–	–
DiMasi et al(2020)	Lead indications	625	77.0%	–	51.2%	–	82.6%
Thomas et al(2021)	All indications	403	57.8%	414	38.4%	197	64.0%
Hay 등(2014)	All indications	247	65.8%	288	45.9%	159	65.3%
Hay 등(2014)	Lead indications	228	66.9%	248	45.9%	127	69.7%
질환 별							
DiMasi et al(2020)	HIV	300	70.8%	–	32.6%	–	73.3%
DiMasi et al(2020)	Pneumonia	58	88.5%	–	80.0%	–	71.4%
DiMasi et al(2020)	Influenza	56	76.0%	–	68.2%	–	100.0%
Wong et al(2019)	Infectious disease(orphan)	157	89.2%	104	53.8%	–	–

점이 높은 성공확률에 기여한다.

감염질환 치료제의 임상 1상은 주로 건강한 피험자를 대상으로 약물의 안전성과 약동학적 특성을 평가하는 단계다. 주요 연구에 따르면, 감염질환 치료제의 임상 1상 성공확률은 대략 70% 수준으로 높은 편이다.

임상 2상은 감염질환 치료제의 효능과 안전성을 보다 본격적으로 평가하는 단계로, 치료 효과의 객관적 측정이 가능한 것이 특징이다. 주요 연구들에 따르면, 감염질환 치료제의 임상 2상 성공확률은 30~50% 정도로 보고되고 있다. 질환별로는 폐렴 치료제의 임상 2상 성공확률이 80.0%로 매우 높은 반면, HIV 치료제는 32.6%로 상대적으로 낮은 성공확률을 나타낸다.

임상 3상은 대규모 환자군을 대상으로 감염 예방 또는 치료 효과를 최종 검증하는 단계다. 감염질환 치료제의 임상 3상 성공확률은 60% 이상으로 보고되며, 일부 연구에서는 80%까지도 나타난다.

⑤ 정신신경계 치료제의 임상단계 성공확률

정신신경계 치료제는 신약개발 분야 중에서도 임상 성공확률이 낮은 영역으로 꼽힌다. 이는 뇌와 신경계 질환의 복잡성, 질병 메커니즘에 대한 이해 부족, 임상 평가 지표의 불확실성 등 여러 요인에 기인한다.

정신신경계 치료제의 임상 1상은 주로 건강한 지원자를 대상으로 약물의 안전성과 약동학적 특성을 평가하는 단계다. 주요 연구에 따르면, 정신신경계 치료제의 임상 1상 성공확률은 약 60~70% 수준으로 보고된다.

정신신경계 치료제의 임상단계 성공확률

연구명	대상	임상 1상		임상 2상		임상 3상	
		n	PTR	n	PTR	n	PTR
Wong et al(2019)	CNS (All indications)	4,924	73.2%	3,037	51.9%	–	–
Wong et al(2019)	CNS (Lead indications)	2,777	75.0%	1,695	54.5%	–	–
Thomas et al(2021)	Neurology (All indications)	516	47.7%	504	26.8%	226	53.1%
Hay 등(2014)	Neurology (All indications)	389	62.4%	520	30.2%	285	60.6%
Hay 등(2014)	Neurology (Lead indication)	301	62.7%	339	34.4%	191	66.9%
Thomas et al(2021)	Psychiatry (All indications)	150	52.7%	164	26.8%	71	56.3%
Hay 등(2014)	Psychiatry (All indications)	97	60.0%	148	23.3%	83	63.3%
Hay 등(2014)	Pain (All indications)	96	67.1%	113	27.8%	67	67.4%

임상 2상은 신약 후보물질의 유효성과 안전성을 본격적으로 검증하는 단계다. 정신신경계 치료제의 임상 2상 성공확률은 약 20~50% 수준에 불과하다. 이는 우울증, 조현병, 알츠하이머병 등 주요 정신 질환이 임상적으로 평가하기 까다로운 질환임을 반영한다. 환자 간 증상 편차가 크고, 플라시보 반응률이 높아 신약의 실제 효과를 통계적으로 입증하는 데 어려움이 크다.

임상 3상은 대규모 환자군을 대상으로 유효성과 안전성을 최종 검증하는 단계다. 정신신경계 치료제의 임상 3상 성공확률은 약 50~60% 수준으로 보고되고 있다.

⑥심혈관계질환 치료제의 임상단계 성공확률

심혈관계질환 치료제의 임상 1상은 주로 건강한 지원자를 대상으로 약물의 안전성과 약동학적 특성을 평가하는 단계로, 성공확률은 대체로 약 60~70% 수준으로 보고된다.

임상 2상은 약물의 유효성과 용량 반응(dose-response)을 본격적으로 평가하는 단계로, 심혈관계질환 치료제의 임상 2상 성공확률은 약 30~60% 수준이다.

임상 3상은 심혈관계질환 치료제 개발에서 가장 중요한 단계로, 심혈관 사건 발생률 감소나 심근경색, 뇌졸중 예방 등과 같은 엔드포인트를 기준으로 약물의 유효성과 안전성을 검증한다. 심혈관계질환 치료제의 임상 3상 성공확률은 약 50% 수준이다.

심혈관계질환 치료제는 객관적인 평가 지표를 활용할 수 있어 임상시험 설계가 비교적 명확하지만, 대규모·장기 임상시험의 특성과 높은 요구 수준의 엔드포인트로 인해 임상 3상에서 상당한 도전과제

심혈관계질환 치료제의 임상단계 성공확률

연구명	대상	임상 1상		임상 2상		임상 3상	
		n	PTR	n	PTR	n	PTR
Wong et al(2019)	Cardiovascular (All indications)	2,810	73.3%	1,858	65.7%	-	-
Wong et al(2019)	Cardiovascular (Lead indications)	1,599	71.1%	1,002	64.9%	-	-
Thomas et al(2021)	Cardiovascular (All indications)	214	50.0%	252	21.0%	105	55.2%
Hay 등(2014)	Cardiovascular (All indications)	158	60.6%	229	26.3%	121	52.8%
Hay 등(2014)	Cardiovascular (Lead indication)	127	62.7%	159	27.4%	85	56.5%

를 안고 있는 영역이라고 할 수 있다.

⑦ 대사 및 내분비 질환 치료제의 임상단계 성공확률

임상 1상은 약물의 초기 안전성과 내약성을 평가하는 단계로, 주로 건강한 지원자를 대상으로 진행된다. 대사 및 내분비 질환 치료제의 임상 1상 성공확률은 60~70% 수준이다.

임상 2상에서는 실제 환자군을 대상으로 질환 관련 주요 바이오마커를 통해 약물 효과를 평가한다. 대사 및 내분비 질환 치료제의 임상 2상 성공확률은 30~60% 수준이다.

임상 3상은 대규모 환자 집단을 대상으로 약물의 최종 유효성과 안전성을 검증하는 단계다. 대사 및 내분비 질환 치료제의 임상 2상 성공확률은 60% 수준이다.

대사 및 내분비 질환 치료제의 임상단계 성공확률

연구명	대상	임상 1상		임상 2상		임상 3상	
		n	PTR	n	PTR	n	PTR
Wong et al(2019)	Metabolic/Endocrine (All indications)	3,589	76.2%	2,357	59.7%	–	–
Wong et al(2019)	Metabolic/Endocrine (Lead indications)	2,012	75.2%	1,273	57.0%	–	–
Hay 등(2014)	Endocrine (All indications)	223	58.3%	293	33.8%	147	67.4%
Hay 등(2014)	Endocrine (Lead indication)	188	61.2%	226	38.1%	122	69.2%
Thomas et al(2021)	Endocrine (All indications)	319	43.3%	293	26.6%	151	66.2%
Thomas et al(2021)	Metabolic (All indications)	136	61.8%	149	45.0%	66	63.6%
Hay 등(2014)	Diabetes	110	60.7%	128	29.8%	53	59.5%

⑧ 기타 질환 치료제의 임상 단계 성공확률

기타 질환 치료제의 경우, 분야별로 임상단계 성공확률에 차이가 있다. 비뇨생식기 질환 치료제는 임상 1상에서 약 69~73%, 임상 2상에서 57~59%, 임상 3상에서 약 69%의 성공확률을 보이며, 안과 질

기타 질환 치료제의 임상 단계 성공확률

연구명	대상	임상 1상		임상 2상		임상 3상	
		n	PTR	n	PTR	n	PTR
Genitourinary							
Wong et al(2019)	Genitourinary (All indications)	757	68.7%	475	57.1%	–	–
Wong et al(2019)	Genitourinary (Lead indications)	568	73.4%	382	59.2%	–	–
Thomas et al(2021)	Urology	22	40.9%	40	15.0%	13	69.2%
Ophthalmology							
Wong et al(2019)	Ophthalmology (All indications)	674	87.1%	461	60.7%	–	–
Wong et al(2019)	Ophthalmology (Lead indications)	437	89.0%	302	57.6%	–	–
Thomas et al(2021)	Ophthalmology	88	71.6%	200	35.5%	82	51.2%
Respiratory							
Thomas et al(2021)	Respiratory (All indications)	179	55.9%	215	21.9%	62	64.5%
Hay 등(2014)	Respiratory (All indications)	110	66.7%	193	27.5%	58	63.3%
Hay 등(2014)	Respiratory (Lead indication)	79	63.6%	120	31.6%	40	85.0%
기타							
Thomas et al(2021)	Hematology	92	69.6%	106	48.1%	82	76.8%
Thomas et al(2021)	Gastroenterology	45	46.7%	73	34.2%	35	57.1%

환 치료제는 임상 1상에서 71~89%로 매우 높은 성공률을 보이나 임상 3상에서는 51~60% 수준으로 다소 감소한다. 호흡기 질환 치료제는 임상 1상에서 약 56~67%, 임상 2상에서 22~31%, 임상 3상에서 63~85%의 성공확률을 나타낸다. 혈액학 및 위장관 질환 치료제는 상대적으로 낮은 임상 1상 성공률(약 47~70%)을 기록하며, 임상 3상 성공률도 57~77% 수준으로 나타난다. 이러한 결과는 각 질환 영역별로 질병 특성, 평가 지표의 객관성, 환자 모집 난이도 등이 임상시험 성공확률에 영향을 미친다는 점을 보여준다.

허가 심사 단계의 성공확률

FDA에 신약 허가 신청서(NDA)가 제출되면 신약의 유효성과 안전성에 대한 임상 데이터 검토, 제조 및 품질 관리에 대한 평가, 라벨링 검토 등 본격적인 심사 절차가 진행된다. 심사 결과는 승인(Approval), 보완요구서(Complete Response Letter, CRL) 발행, 또는 승인 거부(Non-Approval)로 결정된다.

미국 「FDA New Drug Therapy Approvals 2024」 자료에 따르면, 첫 번째 심사 주기(First Cycle)에서 승인을 받을 확률은 약 74%로 보고되고 있다.[9] 나머지 26%는 승인 거부 또는 보완요구(CRL)에 해당된다. 보완요구서를 받은 경우 보완 후 재제출해야 하는데, 상당수는 두 번째 또는 세 번째 심사에서 최종적으로 승인을 획득한다.

허가심사단계의 성공 확률은 시기에 따라 차이를 보이고 있다. 2014년에 발표된 Hay 등의 연구에서는 허가심사단계의 성공확률은 83%이었으나 2021년 Thomas 등의 분석에서는 90% 수준이다. 이는 제약 및 바이오 기업들이 보다 체계적인 허가 전략을 수립하고, 규제

허가 심사 단계의 성공확률

대상	Hay et al(2014)		Thomas et al(2021)	
	n	PTR	n	PTR
전체	908	83.2%	1,453	90.6%
Autoimmune	88	80.3%	202	94.1%
Cardiovascular	78	84.5%	80	82.5%
Neurology	192	82.2%	165	86.7%
Psychiatry	57	81.6%	57	91.2%
Infectiousdisease	115	84.9%	156	92.9%
Endocrine	91	86.9%	124	86.3%
Oncology	104	81.7%	324	92.0%

기관이 혁신 치료제와 미충족 의료 수요를 반영하여 심사 유연성을 높인 결과로 해석할 수 있다.

허가심사단계 성공확률은 질환별로 차이가 존재하지만, 임상단계만큼 차이가 크지는 않다. 이러한 점들을 종합적으로 고려할 때, 현재 신약에 대한 기술가치평가를 수행할 경우 허가 심사 단계의 성공확률은 85~90% 범위 내에서 적용하는 것이 합리적이라고 판단된다.

성공확률의 추정 방법

신약개발 투자에 대한 의사결정을 해야 하는 상황에서 신약의 성공확률을 정확히 아는 것이 중요하다. 미래의 성공 가능성을 숫자로 예측하는 것은 매우 어려운 일이지만, 합리적인 의사결정을 위해서는 필요한 일이다.

성공확률을 추정하는 방법에는 문헌에서의 성공확률 정보를 활용하는 방법, 신약개발 파이프라인 정보를 이용해 직접 성공확률을 계산하는 방법, 성공확률 예측모델을 적용하는 방법, 전문가 판단 기법, 그리고 Assurance 계산 방법 등이 있다.

어떤 방법을 사용할지는 데이터의 활용 가능 여부에 따라 달라진다. 기술가치평가가 신약개발 초기 단계에서 평가가 이루어지는 경우, 임상시험 결과에 대한 구체적 데이터가 없기 때문에 다른 방법의 적용은 어렵고, 문헌에서의 성공확률 정보를 활용하는 방법을 선택하게 된다.

문헌에서의 성공확률 정보 활용

연구논문이나 보고서에 보고된 정보를 활용하여 신약의 성공확률 추정치를 설정할 수 있다. 이러한 방식을 '산업 벤치마크(industry benchmark)' 방법이라고 한다. 산업 벤치마크란 해당 산업에서 평균적으로 기대되는 성과 지표를 의미한다. 앞에서 살펴본 질환별 및 임상단계별 성공확률 정보가 산업 벤치마크에 해당한다고 할 수 있다.

그렇다면 성공확률에 대한 산업 벤치마크를 설정할 때, 어떤 수치를 선택해야 할까? 여러 연구논문이나 보고서로부터 적절한 성공확률 수치를 선택하기 위해서는 다음과 같은 점들을 고려하여야 한다.

① 해당 질환의 특성이 반영된 치료제 분야의 성공확률을 사용하라

신약개발 성공확률을 정할 때 질환을 고려하지 않고 단순히 전체 임상단계별 평균 성공확률을 사용하는 것은 적절하지 않을 수 있다. 성공확률은 임상 1상, 2상, 3상 등 각 단계별로 차이가 있을 뿐만 아

니라, 질환별로도 매우 큰 차이를 보이기 때문이다.

예를 들어, 항암제와 감염병 치료제는 성공확률에 있어 뚜렷한 차이를 보이며, 희귀질환 치료제나 신경퇴행성 질환 치료제는 특히 낮은 성공확률을 기록하는 경향이 있다. 따라서 특정 질환을 대상으로 한 신약의 성공 가능성을 예측할 때는 전체 치료제의 평균 성공확률이 아니라, 해당 질환 분야의 성공확률 데이터를 활용하는 것이 보다 신뢰성 높은 결과를 도출할 수 있다.

② 충분한 샘플 수(n)가 확보된 자료인지 확인하라

성공확률 수치의 신뢰성을 확보하려면, 해당 수치가 충분한 샘플 수(n)를 기반으로 산출된 것인지 확인해야 한다. 샘플 수가 적으면 측정된 수치의 오차 범위가 커져 신뢰도가 떨어져서 실제 성공 가능성을 정확하게 반영하지 못할 수 있다.

예를 들어, 성공확률이 0.5라고 가정했을 때 샘플 수에 따른 95% 신뢰구간은 다음과 같이 계산할 수 있다. n=30인 경우 95% 신뢰구간은 32.2%에서 67.8%로 매우 넓어, 실제 성공확률이 50%라고 확신하

샘플 수(n)에 따른 오차 범위

n	표준오차	오차범위	95% 신뢰구간
10	0.158	±0.310	(0.190, 0.810)
30	0.091	±0.178	(0.322, 0.678)
50	0.071	±0.139	(0.361, 0.639)
100	0.05	±0.098	(0.402, 0.598)
200	0.035	±0.069	(0.431, 0.569)
300	0.029	±0.056	(0.444, 0.556)
400	0.025	±0.049	(0.451, 0.549)

기 어렵다. 반면, n=400이면 신뢰구간이 45.1%에서 54.9%로 좁아져 성공확률 추정치의 신뢰도가 높아진다.

신약개발에서 특정 치료제의 성공확률을 평가할 때는 단순히 평균값만 볼 것이 아니라, 해당 수치가 충분한 샘플 수를 기반으로 계산되었는지 검토해야 한다. 만약 샘플 수가 너무 적다면, 해당 성공확률을 그대로 신뢰하기보다는 보완적인 데이터나 추가 자료를 함께 고려하는 것이 필요하다.

③ 어떤 데이터와 방법으로 계산된 성공확률인지 확인하라

신약개발의 성공확률을 해석할 때는 단순히 수치만 보는 것이 아니라, 어떤 데이터와 어떤 방법을 기반으로 계산되었는지 확인하는 것이 필요하다. 동일한 성공확률 수치라도 연구마다 사용한 데이터의 범위와 분석 방식이 다르면 해석이 달라질 수 있기 때문이다.

지금까지 가장 많은 수의 약물을 대상으로 성공확률을 분석한 연구는 Wong et al(2019)의 연구이다. 1만 5천 개 약물의 4만 개 이상의

주요 신약개발 성공확률 연구

연구	Hay et al(2014)	Wong et al(2019)	Thomas et al(2021)
자료원	Biomedtracker database	Citeline database	Biomedtracker database
분석 기간	2003-2011년	2000-2015년	2011-2020년
기업 수	835개	5,764개	1,779개
약물 수	4,451개	15,102개	-
적응증 수	7,372개	41,040개	9,704개
분석 기준	All indications Lead indications	All indications Lead indications	All indications
출처	Nature Biotechnology 2014	Biostatistics 2019	BIO 2021

적응증을 대상으로 분석하였다. 그런데, 이 연구는 임상 3상에서 시판허가완료까지의 확률을 제시하고, 임상 3상의 성공확률을 따로 제시하지 않고 있다.

논문이 발표된 지 10년 이상이 지났지만, 네이처 바이오테크놀로지에 게재되어 있는 Hay et al(2014)의 연구는 지금까지 가장 많이 인용된 성공확률 정보일 것이다.[10] 더욱 최근의 성공확률 분석 자료로는 미국 바이오산업협회(BIO) 의뢰로 작성된 Thomas et al(2021)의 보고서가 현재 중요한 자료로 사용되고 있다.[11]

또한 앞서 설명했듯이, 성공확률을 산출할 때 리드 적응증(lead indication) 기준으로 계산했는지, 아니면 모든 적응증(all indications)을 기준으로 계산했는지에 따라 결과가 달라질 수 있다. 따라서 성공확률 수치를 선택할 때는 이러한 기준 차이를 명확히 구분하고, 목적에 맞는 데이터를 사용하는 것이 중요하다.

성공확률.xlsx

신약개발 파이프라인 정보를 이용해 직접 성공확률을 계산

기존 문헌에서 신뢰할 만한 성공확률 데이터를 확보하기 어려운 경우가 있을 수 있다. 이 경우, 신약개발 파이프라인 정보를 직접 분석하여 성공확률을 산출할 수도 있다.

Pharmaprojects, Biomedtracker, EvaluatePharma 등과 같은 데이터베이스에는 약물의 기본 정보와 함께 임상 1상, 2상, 3상 시작일자,

현재 개발 상태 등의 정보가 포함되어 있다. 이러한 데이터베이스를 활용하여 과거 특정 시점에 임상 단계를 시작한 약물들의 현재 개발 상태를 분석하면 각 단계의 성공확률을 계산할 수 있다.

이 과정에서 "성공", "실패", "개발 중"을 구분하기 위해 임상 1상 시작 이후 적절한 임계기간(threshold time)을 설정하는 것이 필요하다. 만약 임계기간을 1~2년으로 짧게 설정하면 아직 개발 중인 프로젝트의 수가 많아서 성공확률 산출이 왜곡될 수 있다. 따라서 임계시간을 충분한 시간으로 설정한다면 이 임계기간이 지난 이후에도 여전히 임상 1상 단계에 머물러 있는 프로젝트를 "실패"로 평가할 수 있다. 이렇게 "성공"과 "실패"를 분류한 후, 성공 프로젝트 수를 전체(성공+실패) 프로젝트 수로 나누어 성공확률을 계산할 수 있다.

이 방법은 기존의 문헌에서 필요한 성공확률 정보가 없을 때 시도해 볼 수 있는 유용한 방법이다. 그러나 이러한 데이터베이스들은 유료여서, 비용이 든다는 점을 고려해야 한다. ClinicalTrials.gov와 같은 공개 임상시험 등록 데이터를 활용해 성공확률을 산출할 수도 있지만, 신약개발 파이프라인 단위로 정보를 연결해야 하는 작업이 필요하므로 시간과 노력이 많이 소요된다.

신약개발 성공확률 예측모델

기존의 문헌이나 데이터베이스를 이용한 성공확률 추정 방법은 평가 대상 신약의 특성을 직접적으로 고려하지 않는다는 한계가 있다. 이에 따라 최근에는 데이터를 기반으로 다변수 모델링과 머신러닝 기법을 활용해 보다 맞춤형 성공확률을 산출하는 방법이 주목받고 있다.

이러한 접근법은 약물 자체의 특성, 적응증 특성, 스폰서 특성, 임상시험 설계 특성 등 다양한 특성을 바탕으로 각 임상단계의 성공가능성을 예측한다. MIT의 Andrew Lo 교수가 설립한 QLS Advisors의 성공확률 예측 모델은 Thomas 등(2021)의 보고서에 소개되어 있는데, 그림의 사례와 같이 임상 3상 단계에 있는 한 항암제 후보물질의 성공확률은 산업 벤치마크 수치로는 35%이었으나, 머신러닝 모델에서의 요인을 반영하여 성공확률은 71.8%로 예측되었다. 이 요인들 중 breakthrough therapy, 임상 2상에서의 긍정적인 임상 결과, 약물작용기전(PARP 억제제) 등은 성공확률을 높이는 요인이었고, 반면, 고형암 적응증 등은 성공확률을 낮추는 요인으로 작용하였다.

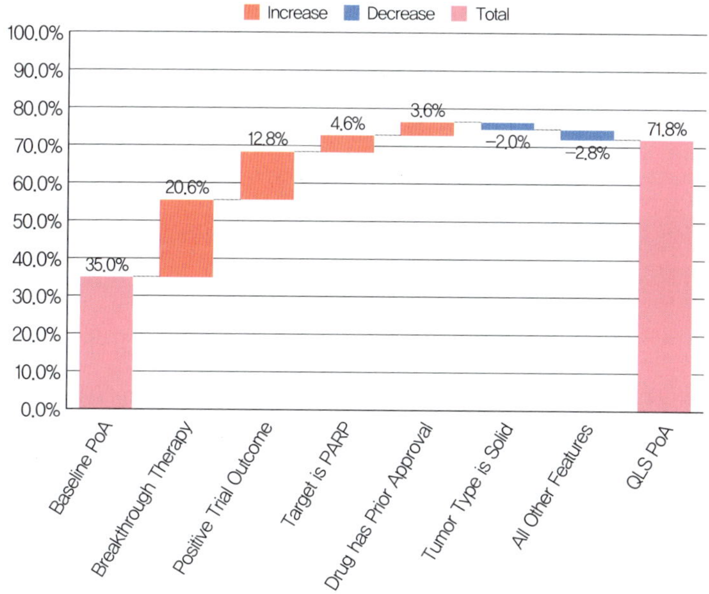

신약개발 성공확률 예측모델 사례

출처: Thomas et al. (2021). Biotechnology Innovation Organization.

전문가 판단 기법

전문가 판단 기법은 전문가들이 성공 확률을 직접 판단하는 방식이다. 신약의 임상에 대한 정보를 전문가 그룹에 제시하고, 이를 바탕으로 치료 효과에 대한 분포 값을 도출한 후 이를 성공확률 평가에 활용하는 방법이다. 관련 정보로는 초기 임상시험 데이터, 유사 적응증에서의 약물 연구, 유사한 약물의 임상시험 결과뿐만 아니라, 약물의 작용 기전에 대한 과학적 근거와 같은 보다 광범위한 정보가 포함될 수 있다.

그러나 전문가 판단 기법의 단점은 참고할 정보가 부족한 경우에는 주관적인 판단의 가능성이 높다는 점이다. 전문가 판단 기법은 다른 통계적 기법과 함께 활용되는 것이 바람직하다.

Assurance calculations 방법

Assurance calculations은 특정한 가정이나 조건하에서 임상시험 또는 연구가 성공할 확률을 계산하는 방법을 의미한다. 단순한 검정력 계산과 달리, 효과 크기와 같은 변수의 불확실성을 반영하여 보다 현실적인 성공 가능성을 추정하는 과정이다.

일반적으로 임상시험을 설계할 때는 통계적으로 검정력이라는 개념을 사용해 특정 가설(예: 신약이 기존 치료제보다 효과가 있다)을 검증할 확률을 계산한다. 하지만, 검정력 계산은 신약의 효과 크기, 데이터 변동성 등에 따라 달라지므로 실제 임상시험에서 발생할 수 있는 불확실성을 충분히 반영하지 못하는 한계가 있다.

반면, Assurance 계산은 기존 연구, 전문가 의견, 이전 임상시험 결과 등의 사전 정보를 활용하여 신약의 효과에 대한 다양한 가능성을 반영한 후, 임상시험이 성공할 확률을 계산하는 방식이다. 즉, 단순히 하나의 고정된 가정을 두고 검정력을 계산하는 것이 아니라, 여러 가지 가능성을 고려하여 임상시험의 성공 확률을 보다 현실적으로 평가하는 것이다.

예를 들어, 어떤 신약의 실제 효과(effect size)가 10% 증가할 것으로 예상된다고 해도, 실제 데이터는 불확실성이 크기 때문에 효과가 5%일 수도 있고, 15%일 수도 있다. Assurance 계산은 이러한 불확실성을 반영하여 다양한 시나리오를 고려한 후, 전체적으로 임상시험이 성공할 확률을 평균적으로 도출하는 과정이다.

그러나 이 방법도 관련 연구가 수행된 적이 없어 활용할 수 있는 사전 데이터가 거의 없는 경우에는 예측의 신뢰도가 떨어질 수밖에 없다. 이러한 한계를 보완하기 위해, 예측에 활용되는 사전 정보는 기존 데이터에 전문가 의견을 반영하여 설정할 수 있다.

글로벌 제약기업들의 임상단계 성공확률 예측 방법

주요 글로벌 제약회사들은 자체적으로 개발한 임상단계 성공확률 예측 모델을 보유하고 있다. 대부분의 회사들은 산업 벤치마크 데이터를 기반으로 도출한 수치나, assurance 계산 방식을 적용해 얻은 수치에 추가적인 조정을 가하는 방식으로 성공확률을 산정하는 것으로 알려져 있다.

이러한 글로벌 제약회사의 성공확률 예측 방법은 일반적으로 외부에 공개되지 않으나, 아스트라제네카는 최근 한 논문을 통해 임상 3상 성공확률을 예측하는 방법을 소개한 바 있다.[12] 아스트라제네카는 벤치마크 값으로 도출한 수치에 신약개발 프로그램을 평가한 점수를

	Level of evidence:	Answer (1=first answer listed,..,5=fifth answer listed): 1	2	3	4	5
MOA and dose choice						
Mode of action		0.35	0	-0.075	-0.3	0
Link target and disease		0.35	0	-0.075	-0.3	
PK/PD and clinical safety / efficacy		0.35	0	-0.075	-0.3	
Dose		0	-0.05	-0.075	-0.15	-0.3
Other MOA and dose choice issues		0.35	0.25	0	-0.075	-0.15
Clinical efficacy						
Clinical efficacy evidence	High	0.5	0.3	0	-0.15	-0.3
Clinical efficacy evidence	Mid	0.25	0.15	0	-0.075	-0.15
Clinical efficacy evidence	Low	0.15	0.075	0	-0.065	-0.1
Dosing regimen	High	0.4	0	-0.065	-0.15	-0.3
Dosing regimen	Mid	0.2	0	-0.06	-0.125	-0.225
Dosing regimen	Low	0.1	0	-0.05	-0.1	-0.15
Other efficacy issues		0.35	0.25	0	-0.075	-0.15
Clinical safety						
Clinical safety evidence	High	0.4	0	-0.065	-0.15	-0.3
Clinical safety evidence	Mid	0.2	0	-0.06	-0.125	-0.225
Clinical safety evidence	Low	0.1	0	-0.05	-0.1	-0.15
Other safety issues		0.35	0.25	0	-0.075	-0.15
Study Design						
Primary endpoint(s) current versus previous study		0.35	0	-0.075	-0.15	
Comparator arm		0.35	0	-0.075	-0.15	0
Predictive strength clinical endpoint		0.35	0	-0.075	-0.15	0
Predictive strength biomarker and biomarker test		0	-0.075	-0.15	-0.3	0
Other study design issues		0.35	0.25	0	-0.075	-0.15
Study Execution						
Patient centricity/burden		0.35	0	-0.075	-0.15	
CMC risk		0	-0.075	-0.15	-0.3	
Patients' recruitment		0.35	0	-0.075	-0.15	
Study dropouts		0	-0.075	-0.15		
Other study execution issues		0.35	0.25	0	-0.075	-0.15

Appendix 2. Listing of modulation multipliers.

아스트라제네카의 성공확률 조정 평가지표

출처: Willigers et al. (2024). Clinical Trials, 21(2), 220–232.

바탕으로 성공확률 수치를 상향 조정 또는 하향 조정하는 방법을 사용하고 있다. 평가지표의 내용에는 작용 기전 및 용량 선택, 임상적 유효성, 임상적 안전성, 연구 설계, 연구 실행이라는 다섯 개 영역에서 전체 20개의 평가지표로 구성되어 있다.

노바티스는 임상 3상의 성공확률을 예측하는 과정을 총 4단계로 설명하고 있다.[13] 1단계에서는 신약개발 성공과 실패에 대한 대규모 데이터베이스를 기반으로 산업 벤치마크를 도출하고, 신약개발 프로그램의 특성을 반영하여 맞춤형 수치를 생성한다. 2단계에서는 임상 2b상 데이터를 기반으로, 임상 3상에서 주요 유효성 평가 변수를 충족할 확률과, 산업 벤치마크를 통해 추정한 임상 3상 중 중대한 안전성 사건(Serious Safety Event, SSE)이 발생하지 않을 확률을 곱하여, 임상 3상 전체 성공확률을 계산한다. 3단계에서는 5개 주요 리스크 영역을 평가하여 성공확률을 추가로 조정한다. 여기에는 규제기관 기대 충족 가능성, 안전성 리스크, TPP(목표제품특성) 평가 변수 달성 실패 리스크, 품질 및 규정 준수 리스크, 원료 또는 제형 개발 리스크가 포함된다. 4단계는 1~3단계에서 반영되지 않은 예외적 리스크나 기회를 고려하여 주관적으로 성공확률을 조정하는 과정이다. 예를 들어, 계획된 3상 수행을 방해할 수 있는 갑작스러운 정치적·자연적 사건이나, 매우 유사한 제품에서 도출된 뛰어난 피보탈 시험 결과 등이 해당된다.

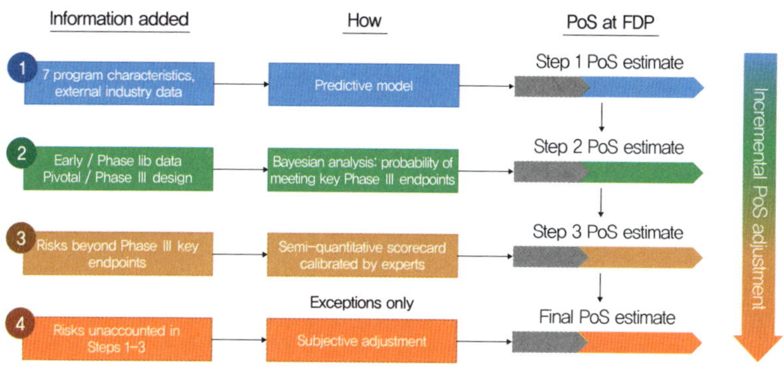

노바티스의 임상 3상 성공확률 예측방법

출처: Hampson et al. (2022). Clinical Pharmacology & Therapeutics, 111(5), 1050-1060.

1 Paul, S. M., Mytelka, D. S., Dunwiddie, C. T., Persinger, C. C., Munos, B. H., Lindborg, S. R., & Schacht, A. L. (2010). How to improve R&D productivity: the pharmaceutical industry's grand challenge. Nature reviews Drug discovery, 9(3), 203–214.

2 Wong, C. H., Siah, K. W., & Lo, A. W. (2019). Estimation of clinical trial success rates and related parameters. Biostatistics, 20(2), 273–286.

3 Pammolli, F., Righetto, L., Abrignani, S., Pani, L., Pelicci, P. G., & Rabosio, E. (2020). The endless frontier? The recent increase of R&D productivity in pharmaceuticals. Journal of translational medicine, 18, 1–14.

4 Waring, M. J., Arrowsmith, J., Leach, A. R., Leeson, P. D., Mandrell, S., Owen, R. M., ... & Weir, A. (2015). An analysis of the attrition of drug candidates from four major pharmaceutical companies. Nature reviews Drug discovery, 14(7), 475–486.

5 Paul, S. M., Mytelka, D. S., Dunwiddie, C. T., Persinger, C. C., Munos, B. H., Lindborg, S. R., & Schacht, A. L. (2010). How to improve R&D productivity: the pharmaceutical industry's grand challenge. Nature reviews Drug discovery, 9(3), 203–214.

6 Pammolli, F., Righetto, L., Abrignani, S., Pani, L., Pelicci, P. G., & Rabosio, E. (2020). The endless frontier? The recent increase of R&D productivity in pharmaceuticals. Journal of translational medicine, 18, 1–14.

7 Takebe, T., Imai, R., & Ono, S. (2018). The current status of drug discovery and development as originated in United States academia: the influence of industrial and academic collaboration on drug discovery and development. Clinical and translational science, 11(6), 597–606.

8 Yang, W., & Lee, S. W. (2025). From Lab to Clinic: Effect of Academia-Industry Collaboration Characteristics on Oncology Phase 1 Trial Entry. Clinical and Translational Science, 18(1), e70135.

9 FDA(2025). New Drug Therapy Approvals 2024

10 Hay, M., Thomas, D. W., Craighead, J. L., Economides, C., & Rosenthal, J. (2014). Clinical development success rates for investigational drugs. Nature biotechnology, 32(1), 40–51.

11 Thomas DWet al. (2021). Clinical Development Success Rates 2011–2020. Biotechnology Innovation Organization

12 Willigers, B. J., Nagarajan, S., Ghiorghui, S., Darken, P., & Lennard, S. (2024). Algorithmic benchmark modulation: A novel method to develop success rates for clinical studies. Clinical Trials, 21(2), 220–232.

13 Hampson, L. V., Holzhauer, B., Bornkamp, B., Kahn, J., Lange, M. R., Luo, W. L., ... & Cioppa, G. D. (2022). A new comprehensive approach to assess the probability of success of development programs before pivotal trials. Clinical Pharmacology & Therapeutics, 111(5), 1050–1060.

6장

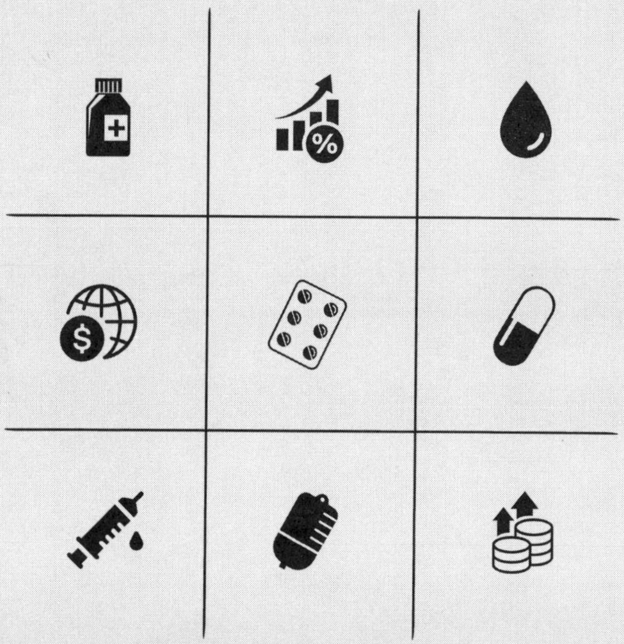

매출 예측

신약 매출 예측의 요소

신약 매출 예측의 중요성

신약개발 투자와 사업의 의사결정을 위해서는 매출 예측이 필수적이다. 특히 rNPV 가치평가에서 매출액 변수가 미치는 영향은 매우 크다. 매출액 예측치는 수천만 달러 규모에서 수십억 달러까지 그 변동의 범위가 매우 크기 때문에 다른 변수에 비해 영향이 크다.

그런데, 신약의 매출 예측은 과연 얼마나 정확한 것일까? Nature Reviews Drug Discovery에 게재된 연구에 따르면, 2002년부터 2011년까지 출시된 260개의 신약에 대한 1,700건 이상의 애널리스트 예측을 분석한 결과, 60% 이상의 예측이 실제 매출과 40% 이상 차이가 나는 것으로 밝혀졌다. 특히 일부 예측은 실제 매출 대비 160% 이상 과대평가되는 경우도 있었다.[1]

이와 같이 신약의 매출을 정확히 추정하는 것은 매우 어렵다. 임상 결과의 불확실성, 경쟁 환경, 시장 수요 변화 등 다양한 변수로 인해 실제로 많은 신약이 예상 매출을 크게 벗어나는 사례가 있다. 예를 들어 과대평가된 경우 블록버스터 기대를 받았던 일부 신약이 시장에서 기대 이하의 성과를 보이거나, 반대로 과소평가된 신약이 예기치 않게 큰 성공을 거두는 경우도 있다.

신약개발 가치평가를 위한 매출 예측은 많은 경우 10년 정도 미래에 발생하는 사건에 대한 예측이며, 그 기간 동안 여러 변수의 불확실성이 커서 정확한 예측이 쉽지 않다. 따라서 예측의 정확도를 높이는 것을 목표로 하기 보다는 비현실적인 매출 예측이 되지 않도록 하는 것이 현실적인 목표이지 않을까 한다. 예측의 전제와 가정을 면밀히 검토하고, 예측 결과를 과거 유사 사례와 비교하는 등의 노력을 통해 최대한 비현실적인 매출 예측이 되지 않게 하는 것이 중요하다.

신약 매출 곡선 예측의 3가지 요소

하나의 신약은 탄생에서 소멸까지 매출의 성장과 쇠퇴가 존재하기 때문에 일반적인 신약의 매출 곡선은 봉우리(peak)가 있는 산 모양이 된다. 신약의 매출 예측은 이러한 곡선 안쪽의 면적을 구하는 것이라고 할 수 있다. 이러한 곡선 안쪽 면적을 추정하기 위해서 필요한 정보는 무엇일까? 가장 중요한 정보는 도형의 높이와 너비 그리고 불룩한 정도일 것이다. 이들 3가지 정보가 있다면 연도별 신약 매출액을 구성할 수 있다.

① 도형의 높이

매출 곡선이라는 도형에서의 높이를 피크 매출(peak sales)라고 부른다. Peak sales는 피크 매출, 최대 매출, 최고 매출 다양한 용어로 번역되는데, 이 책에서는 다른 의미로 이해되는 것을 방지하기 위해 피크 매출이라고 하겠다. 신약의 피크 매출이란 시장 출시 이후 특허 만료 이전의 기간 중 도달하는 최고점의 연간 매출 규모를 말한다. 피크 매출을 직접 예측하는 방법도 있지만, 일반적으로는 수요 예측을 통해 시장 규모를 먼저 추정한 후, 시장 점유율을 곱하여 피크 매출을 구하는 것이 일반적이다.

② 도형의 너비

도형의 너비는 출시 시점에서부터 현금흐름 추정 기간의 마지막

연도까지이다. 도형의 너비는 시판 시점이 빠를수록, 특허 만료 시점이 늦을수록 커진다.

③ 매출 곡선 모양

곡선의 불룩한 정도인 매출 곡선 모양에는 피크 매출 도달기간이 중요한 요소가 된다. 빠른 시장 침투로 피크 매출 도달이 빠르게 이루어진다면, 곡선의 불룩한 정도는 더 커져서 곡선 안쪽의 면적은 커지게 될 것이다. 매출 곡선이 직선보다는 불룩한 곡선에 가까울 때 곡선 안쪽의 면적은 커지게 된다.

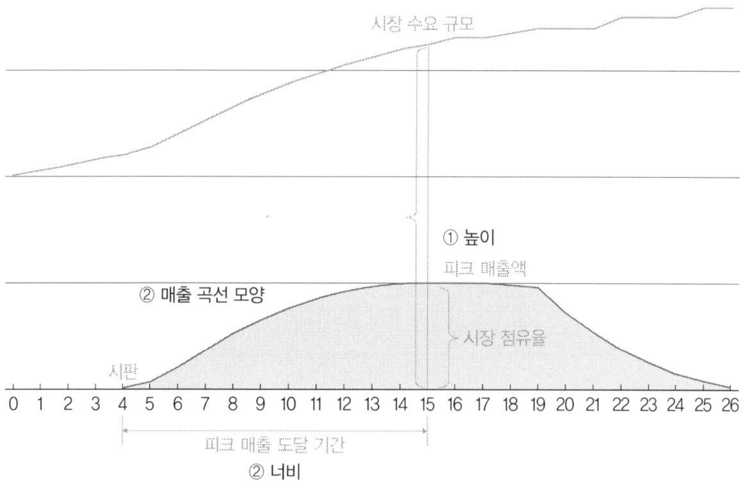

신약 매출 곡선 예측의 3개 요소

이들 3가지 요소를 신뢰성 있게 추정하는 것이 매출 예측의 핵심이라고 할 수 있다. 출시 시점과 특허 만료시점에 대해서는 앞 장에서 이미 설명한 바가 있기 때문에 중복하여 설명하지 않고, 매출 예측의 핵심 요소인 피크 매출의 추정, 피크 매출 도달기간과 특허 만료 이후 매출 곡선에 대해서 중점적으로 설명하도록 하겠다.

시장의 정의와 범위

신약의 매출을 예측하기 위해서는 우선 이 신약에 대한 시장이 무엇인지 정의를 해야 한다. 의약품 시장을 정의할 때 ATC(Anatomical Therapeutic Chemical) 분류 체계가 중요한 기준으로 활용된다. ATC 분류는 1976년 세계보건기구(WHO)에서 의약품의 표준화된 분류와 사용 현황 분석을 목적으로 개발되었다. ATC 분류는 약물을 해부학적, 치료적, 약리학적, 화학적 특성에 따라 5단계의 세분화된 분류가 있다.

의약품 시장의 ATC 분류 체계

ATC 레벨	설명	예시
1 레벨	해부학적 또는 약리학적 계열	A (소화기계 및 대사)
2 레벨	치료 영역별 분류	A10 (당뇨병 치료제)
3 레벨	특정 기전의 약리학적 계열	A10B (혈당 강하제, 인슐린 제외)
4 레벨	특정 화학 계열 내 분류	A10BA (비구아나이드계)
5 레벨	개별 성분	A10BA02 (메트포르민)

개발하고 있는 신약이 제2형 당뇨병 치료를 목표로 하고 인슐린을 제외한 혈당 강하제와 경쟁하는 약물이라면 ATC 3레벨 A10B로 시장의 범위를 설정해야 할 것이다. 그런데 만약 이 신약이 인슐린과도 경쟁하는 약물로서 모든 유형의 당뇨병 치료를 목표로 한다면 ATC 2레벨이 될 수 있을 것이다.

항암제와 같은 경우에는 시장이 더 세분화될 수 있다. 항암제의 경우 암 치료의 단계별 약물 사용을 기준으로 1차, 2차, 3차 치료제 시장으로 구분된다. 1차 치료제는 암 진단 후 처음 투여되는 표준 치료제로 질병 진행을 억제하고 완치를 목표로 하며, 2차 치료제는 1차 치료 실패 또는 내성 발생 시 생존 기간 연장을 위해 다른 기전의 약물을 사용하는 것이고, 3차 치료제는 1차 및 2차 치료 실패 후 암 진행 속도를 늦추고 삶의 질을 유지하는 치료 옵션을 제공하는 것을 목표로 한다. 예를 들어 유방암 치료를 목표로 하는 어떤 신약이 유방암의 2차 치료 시장을 목표로 할 수 있고 또는 1차 치료 시장을 함께 목표로 할 수 있다.

또한 어떤 의약품 시장은 환자의 특정 유전자 변이 또는 바이오마커 발현 여부에 따라 정의되기도 한다. 예를 들어 상피세포 성장인자 수용체(EGFR) 변이 비소세포폐암 치료제는 EGFR 변이 여부를 확인하는 동반진단 검사를 통해 환자가 특정 표적치료제를 투여 받을 수 있는지 결정된다. 이러한 경우 전체 비소세포폐암 치료제 시장이 아니라 이중 EGFR 변이 양성 환자로만 시장을 정의하게 된다.

시장의 지리적 범위

신약개발 가치평가에서 매출 예측의 지리적 범위는 일반적으로 전 세계 매출을 포함한다. 자산의 가치평가 원칙으로 '최고 최선의 사용(highest and best use)'이라는 것이 있다. 이는 자산의 가치를 평가할 때 해당 자산이 가장 높은 경제적 가치를 창출할 수 있는 방식으로 활용되는 경우를 평가한다는 것이다.

물론 특정 국가 내에서만 발생하는 사업가치를 추정할 때 특정 국가 매출만 포함하는 경우도 있다. 전체 사업가치를 평가하는 것이 아니라 특정 국가에 한정한 라이선스 계약을 위해 계약의 가치를 평가하는 경우 해당 국가 매출만으로 평가할 수도 있다.

그런데 전 세계에는 수많은 국가가 있으므로 모든 국가에서의 매출을 예측하는 것은 어렵다. 따라서 일반적으로 의약품 매출 예측의 대상 국가로는 미국과 유럽 5개국(프랑스, 독일, 영국, 스페인, 이탈리아)을 필수적으로 포함하며, 가능한 경우 일본, 중국까지 포함한다.

세계 신약 시장에서 미국의 비중이 64% 이상이며, 유럽과 일본까지 포함하면 약 86%에 달하게 된다.[2] 따라서 86%에 해당하는 시장을 중심으로 예측하는 것이 효율적이다.

아울러 신약의 세계 매출을 예측할 때, 신약의 물질특허가 출원된 국가를 확인해야 한다. 특허가 등록된 국가에서는 독점적 매출을 기대할 수 있지만, 특허 미출원 국가에서는 매출이 불가능하거나 제한될 가능성이 크기 때문이다. 신약개발 기업들은 보통 미국, 유럽, 중

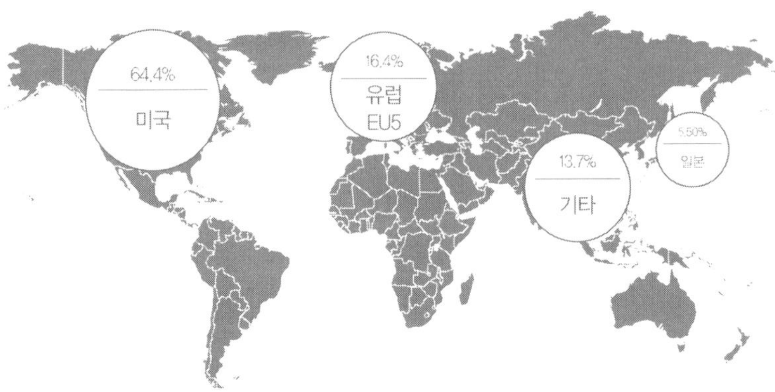

글로벌 신약 시장의 지리적 분포

출처: IQVIA MIDAS Data (May 2023)로 작성된 EFPIA, Pharmaceutical Industry in Figures 2023 자료를 바탕으로 재작성

*2017~2022년 사이 시판된 신약 매출의 지역별 비중. 유럽 5국가(EU5)는 프랑스, 독일, 영국, 스페인, 이탈리아.

국, 일본 이렇게 4개국에 출원하는 것이 일반적이나 개별 신약의 특허 출원 현황을 확인해서 매출 예측의 대상 국가를 설정하는 것이 필요하다.

시장 수요 예측

의약품 시장 수요 예측은 과거 데이터와 현재 시장 동향을 분석하여 미래의 시장 수요 즉, 시장 규모를 추정하는 과정이다. 기본적으로 과거와 현재의 경향을 바탕으로 미래를 예측하는 방식이라고 할 수 있다. 주요 방법으로는 처방 기반 모델(prescription-based model)과 환자 기반 모델(patient-based model)이 있다. 어떤 모델이 바람직한가는 정답은 없으며, 예측 대상 치료제 영역, 이용 가능한 데이터에 따라 적절한 접근 방식이 달라진다.

① 처방 기반 모델(prescription–based model)

처방 기반 모델은 과거 및 현재의 시장 데이터를 분석하여 미래의 의약품 수요를 추정하는 방법이다. 처방 기반 모델은 과거와 현재의 판매 데이터, 시장 성장률, 경쟁 제품 등을 분석하여 미래의 시장 규모를 예측한다. 과거와 현재의 시장수요를 바탕으로 예측한다는 의미에서 수요 모델(demand-based model)이라고 불리기도 한다.

처방 기반 모델에서 중요한 점은 수요 변동을 결정하는 주요 요인을 식별하는 것이다. 대표적인 요인으로는 신제품 도입, 치료 가이드라인 변경, 유병률 변화, 가격 변동 등이 있으며, 이러한 요인이 어떻

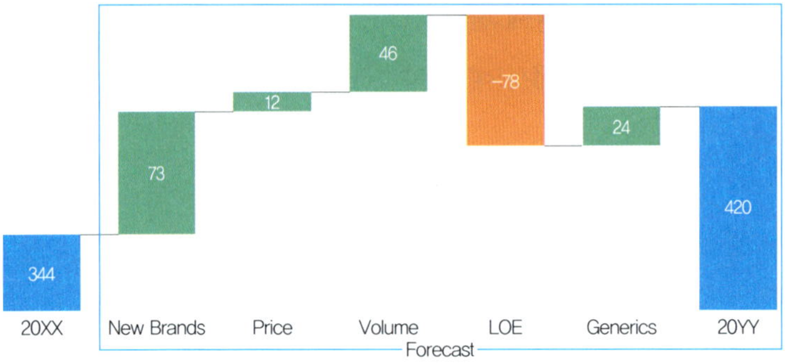

처방 기반 모델의 예시

게 미래 시장 변화에 영향을 주는지 분석하는 것이 중요하다.

처방 기반 모델은 데이터의 추세와 패턴을 기반으로 미래를 예측하기 때문에, 비교적 단순하고 직관적인 방법론이다. 과거 데이터를 기반으로 예측을 수행하기 때문에, 데이터가 풍부할 경우 높은 정확도를 달성할 수 있다.

그러나 이 모델은 과거 데이터가 전혀 없는 신규 질환 치료제의 매출 예측에는 사용하기가 어렵다. 또한, 과거의 수량적 트렌드만으로는 장기 예측이 어렵기 때문에 장기 예측에는 정확도가 떨어질 수 있다.

② 환자 기반 모델(patient-based model)

환자 기반 모델은 현재와 미래의 환자 수를 기반으로 의약품 수요를 예측하는 모델로, 질병에 대한 역학적 데이터를 바탕으로 하므로 역학기반모델(epidemiology-based model)이라고도 한다. 의약품 수요는 궁극적으로 환자로부터 발생하기 때문에 환자 수를 파악하여 수요 규모를 파악하는 방법이다.

이 모델은 인구집단으로부터 특정 질환을 가진 환자 수를 정의한 후, 일련의 필터를 적용하여 약물 치료를 받게 되는 환자 수를 도출한다.

- 대상 인구집단(population)의 설정: 인구 변화, 인구 고령화, 출생률 및 사망률 변화 등 다양한 인구통계학적 요인을 반영하여 특정 지역의 전체 인구를 추정한다.
- 질환을 가진 환자 수 추정: 특정 질환의 발생률 또는 유병률 등이 역학(epidemiology) 데이터를 기반으로 해당 질환을 가진 전체 환자 수를 산출한다.
- 진단받은 환자 수(diagnosed) 추정: 질환을 가지고 있는 환자 중에서 정확한 진단을 받은 환자의 수를 계산하여, 실제로 의료 시스템 내에서 파악된 환자 규모를 도출한다.
- 치료받는 환자 수(drug treated) 추정: 진단을 받은 환자 중에서 약물 치료를 받고 있는 환자의 수를 평가하여, 치료 대상군을 정의한다.

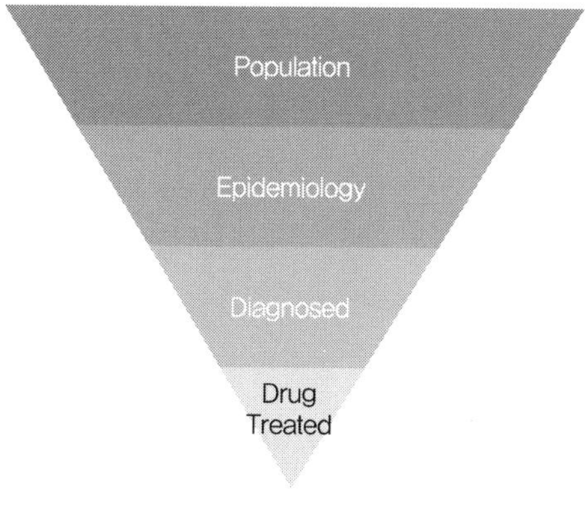

환자 기반 모델의 접근법

환자 기반 모델은 역학 정보로 유병률을 사용하는 경우와 발생률을 사용하는 경우가 있다. 유병률(prevalence rate)은 한 시점에서 환자가 전체 인구에서 차지하는 비율을 의미하며, 특정 시점에서의 환자 수를 같은 시점의 전체 인구로 나눈 값이다. 반면, 발생률(incidence rate)은 일정 기간 동안 새롭게 발생한 환자의 비율을 의미하며, 특정 기간 동안 발생한 환자 수를 같은 기간의 평균 전체 인구로 나눈 값이다. 발생률은 관찰 기간이 1년일 경우 "환자 수/인·년"의 단위를 가지며, 시간 요소가 포함된다.

유병률이 적합한 경우는 장기적으로 지속적인 치료가 필요한 질환이다. 예를 들어, 혈압약, 고요산혈증 치료제, 항부정맥제처럼 오랜 기간 복용해야 하는 약물이 이에 해당한다.

반면, 발생률이 적합한 경우는 일시적인 치료가 필요한 경우 또는 치료 과정이 복잡한 질환이다. 항균제, 항암제, C형 간염 치료제처럼 특정 기간 동안 치료가 이루어지거나, 항암 치료와 같이 1차, 2차, 3차 치료 단계가 있는 경우 발생률이 유용하다. 예를 들어, HIV 감염은 지속적인 치료가 필요하기 때문에 유병률이 적합하지만, C형 간염 치료는 완치 가능하며 시간이 지남에 따라 환자 수가 감소하므로 발생률을 사용하는 것이 환자 수 변화를 추적하는 데 더 효과적이다.

질병의 유병률 또는 발생률 자체는 장기간에 걸쳐 큰 변화가 적기 때문에 역학 데이터에 기반을 둔 이 방법은 장기 시장 예측에 적합하다. 예를 들어 현재의 유병률 정보를 알고 있다면, 30년 정도의 미래 유병률도 어느 정도 정확하게 추정할 수 있다. 또한 기존 시장이 존재하지 않는 제품이라도 여러 가정이 필요하기는 하지만 시장 예측이 가능하다. 그러나 설정한 가정에 따라 예측치의 변동이 크기 때문에 시장 예측을 위한 가정이 많다면 전체적으로 정확도가 떨어지는 단점이 있다.

처방 기반 모델과 환자 기반 모델, 두 모델은 각각 장단점을 가지고 있으며 어느 하나가 특별히 뛰어나다고 할 수 없다. 환자 기반 모델을 지지하는 입장은 환자 기반 방법이 시장의 이론적 최대치를 식별하고, 시장을 제한하는 주요 요인을 파악할 수 있도록 해주기 때문에 더 우수하다고 주장한다. 반면, 처방 기반 모델을 지지하는 입장은 현재의 약물 사용 데이터 또는 시장 데이터가 역학 데이터보다 더 정확하며, 증상 발현율과 진단율을 얻기가 어렵다는 점을 강조한다.

환자 기반 모델을 사용하는 경우, 예측 결과가 실제 시장 데이터와 일치하는지 검증하는 것이 중요하다. 반면, 처방 기반 모델을 사용하는 경우, 예측 결과가 예측의 상한선(즉, 최대 환자 수)를 초과하지 않는지 검증할 필요가 있다. 충분한 데이터가 확보된다면, 동일한 프로젝트에 대해 두 모델을 모두 적용하여 서로를 검증할 수 있다면, 예측의 신뢰성을 더욱 높일 수 있다.

시장 점유율

점유율이란 목표 시장에서 특정 제품이 차지하는 비중을 의미한다. 목표 환자 중 특정 제품이 차지한 비중을 환자 점유율(patient share)이라고 하고, 매출액으로 표시된 시장에서 차지하는 비중을 시장 점유율(market share)이라고 한다. 특별히 환자 점유율이라고 명시하지 않는 한, 시장 점유율은 환자 점유율을 모두 포함하는 의미로 쓰이기도 한다.

시간에 따라 시장 규모와 제품의 매출액도 변동하기 때문에 특정 제품의 시장 점유율은 시간에 따라 달라진다. 시장 점유율을 추정하기 위해서는 추정 시점을 정할 필요가 있다. 일반적으로 피크 매출액 시점에서의 시장 점유율인 피크 시장 점유율(peak market share)을 기준으로 한다. 특별한 언급이 없으면 시장 점유율은 피크 매출액 시점에서의 시장 점유율을 의미하는 것으로 하겠다.

시장 점유율을 추정하는 방법은 과거 데이터를 활용하는 방법과 전문가 서베이를 활용하는 방법으로 나눌 수 있다.

과거 데이터를 이용한 방법은 기존 시장에서의 신약 성과를 분석하여 새로운 신약의 시장 점유율을 예측하는 방식이다. 대표적으로 시장 진입 순서(order-of-entry)를 이용하는 방법과 시장 점유율에 대한 회귀모형을 이용하는 방법이 있다.

전문가 서베이를 활용하는 방법은 신약의 속성과 경쟁 환경을 평가하여 시장 점유율을 예측하는 방식이다. 전문가 평가에 기반한 속성 기반 평점(attribute-based scoring) 방법은 신약의 효능, 안전성 등 여러 속성에 대해 전문가가 점수를 부여하고, 이를 기존 제품과 비교하여 시장 점유율을 추정하는 방식이다. 컨조인트 분석(conjoint analysis)은 잠재 고객이 다양한 제품 속성 조합 중에서 선호하는 옵션을 선택하도록 하여, 각 속성이 시장 점유율에 미치는 영향을 분석하는 방법이다.

각 방법은 장단점이 있으며, 보다 정확한 시장 점유율을 추정하기 위해서는 여러 방법을 병행하여 활용하는 것이 효과적이다.

① 시장 진입 순서를 이용하는 방법

시장 진입 순서를 이용하는 방법은 먼저 시장에 진입한 신약이 높은 시장 점유율을 가지는 경향을 활용하여, 신약의 출시 순서에 따라 예상 점유율을 추정하는 방식이다.

일반적으로 먼저 시장에 진입한 제품일수록 더 높은 시장 점유율을 유지한다고 알려져 있다. 먼저 시장에 진입하여 시장을 선점하면 의료진과 환자에게 제품이 익숙해지면서 처방 습관이 형성되고, 다른 제품으로 바꿀 때 발생하는 전환비용(switching cost)으로 인해 후발 주자의 시장 점유율 확보가 어려워질 수 있다. 또한, 유통망을 확보하고 병원 및 약국과의 관계를 구축함으로써 후발 주자의 시장 접근성을 제한할 수 있으며, 보험 급여 등재나 정부 규제 대응에서도 우위를 점할 가능성이 높다.

후발 주자에게도 후발 주자로서 가지는 이점이 있다. 후발 주자는 선발 주자의 제품과 시장 반응을 분석한 후 개선된 제품을 출시할 수 있다. 또한, 선발 주자가 시장 개척 과정에서 겪은 시행착오를 피할 수 있고, 소비자 및 의료진의 피드백을 반영하여 차별화된 가치를 제공할 수 있다.

그렇다면 실제 시장에서의 결과는 어떠할까? 먼저 시장에 진입한 신약이 높은 점유율을 가질 가능성이 높은가? 아니면 그렇지 않은 사례가 더 많다고 할 수 있는가?

실제 신약을 대상으로 시장 진입 순서 효과를 분석한 결과는 시장에 먼저 진입하는 것이 유리하다는 결론을 내리고 있다. 맥킨지의 연구팀은 총 131개 치료제 클래스 내 492개의 신약에 대해서 최초 신약이 시판된 후 10년 시점에서 각 제품의 시장 점유율을 분석하였는데,

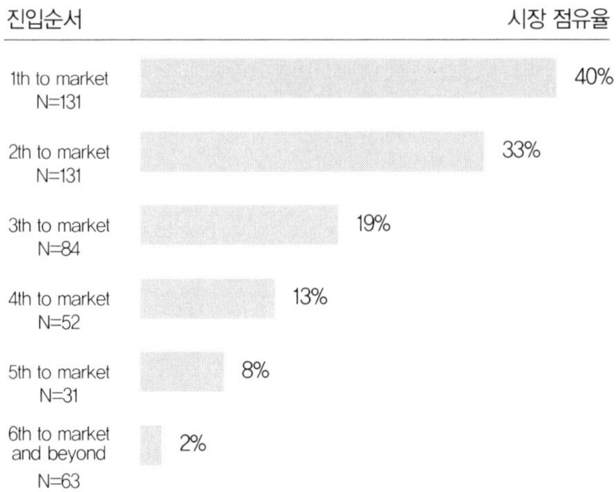

의약품 시장에서 시장 진입 순서 효과

출처: Cha et al(2014), McKinsey & Company

전체적으로 볼 때 조기 시장 진입자는 후발 주자보다 더 높은 시장 점유율을 확보하는 것으로 나타났다.[3] 이렇게 시장에 진입하는 순서가 시장 점유율에 영향을 미치는 현상을 시장 진입 순서 효과(order-of-entry effects)라고 한다.

시장 진입 순서에 따른 시장 점유율 등은 어디까지나 평균적인 수치이므로, 제품의 특성에 따라 평균과는 벗어나는 점유율을 가질 수 있다. 예를 들어 첫 번째 진입 신약은 중간 수준의 우수성이나 두 번째 진입 신약의 우수성이 매우 높다면, 두 번째 신약이 시장 점유율을 앞지를 수도 있다. 실제 통계에서도 이러한 현상은 확인된다. 미국에 시판된 50개 신약의 시장 점유율을 분석한 Regnier 등(2015)의 연구에 따르면, 두 번째 진입 신약의 시장 점유율 최대치는 52%를 기록하고 있어, 이는 앞서의 첫 번째 신약의 평균시장 점유율 40%를 두 번째 신약이 앞지르고 있다.[4]

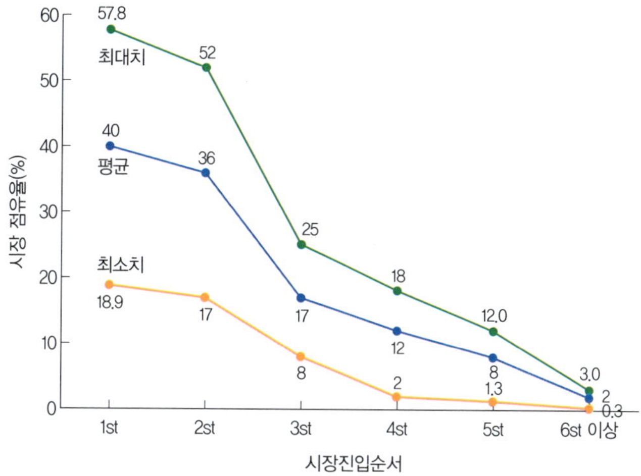

시장 진입 순서에 따른 시장 점유율

출처: Regnier et al(2015), Nature Reviews Drug Discovery, 14(9), 594–595.
Cha et al(2014), McKinsey & Company

따라서, 진입 순서에 따른 시장 점유율은 평균 수치만 사용하는 것보다 시장 점유율 최소치, 최대치 정보를 바탕으로 제품의 특성을 고려하여 설정할 필요가 있다. 시장 점유율 평균수치와 함께 최소치, 최대치를 활용할 수 있도록 앞에서 소개된 2개 연구의 결과를 종합하여 필자가 그림으로 만들었다. 진입순서 2~4위 신약의 평균, 최소, 최대 시장 점유율은 Ridley & Régnier(2015)의 연구 결과이고, 진입순서 1위, 5위, 6위 신약의 평균 시장 점유율은 McKinsey(2014) 분석결과이다. 아울러, 최소치, 최대치는 Ridley & Régnier(2015)의 연구 결과의 평균과 최소치, 최대치간의 비율을 적용하여 계산한 것이다.

시장 진입 순서를 이용하여 시장 점유율을 예측하려면 진입순서를 알아야 한다. 신약개발 가치평가의 경우 아직 시장에 진입하지 않은 신약을 대상으로 평가하는 것이고, 경쟁 제품들은 시장에 진입한 것도 있고, 아직 진입하지 않은 것도 있을 것이다. 따라서 평가대상 신약과 경쟁제품의 개발 단계를 확인해서, 평가대상 신약의 예상 진입순서를 예측해야 한다.

예를 들어, 평가제품 X는 임상 2상이고, 경쟁제품 4개가 있다고 하자. 현재 개발단계에 대한 정보가 있다면, 개발 소요기간에 대한 벤치마크 정보나 임상시험기록 정보를 바탕으로 시판까지의 소요기간과 예상 시판시기를 예측할 수 있다. 이러한 시간 정보를 확인해 보니 평가제품 X는 진입순서는 4번째로 예상된다고 하자.

그런데, 신약개발은 개발과정에서 모두 성공하는 것은 아니므로 개발 중인 경쟁제품이 모두 시장에 진입하지는 못한다. 따라서 개발 중인 제품은 시판허가 가능성(likelihood of approval, LOA)을 고려하여 미래의 진입가능성을 평가해야 한다. 사례에서는 경쟁제품 1은 기 시판되어 진입순서가 1등이나, 경쟁제품 2와 3은 임상 3상으로 허가승인 가능성(LOA)이 50%로 추정된다고 하자. 따라서 확률을 고려했을 때 평가제품 X의 앞에는 기 시판제품 1개와 개발중인 제품 2×50%, 즉 1개가 있을 것으로 예상되어 진입순서는 3등으로 예상된다.

진입 순서 확인 예시

제품	개발단계	시판까지의 기간	진입순서	시판허가가능성 (LOA)	확률반영 진입순서
평가제품 X	임상 2상	4년	4	–	3
경쟁제품 1	시판 1년차	기 시판	1	기 시판	1
경쟁제품 2	임상 3상	2년	2	50%	2
경쟁제품 3	임상 3상	3년	3	50%	2
경쟁제품 4	임상 1상	6년	5	20%	–

여기에서 평가제품 X에는 허가승인가능성 확률을 적용하지 않는데, 평가제품 X가 승인되는 조건에서 진입순서를 확인하는 것이므로 평가대상제품 X에는 확률을 적용하지 않는다. rNPV 모델의 계산에서 현금흐름 발생확률을 적용하므로, 진입순서 계산 시 평가대상제품에 확률을 적용하면 이중으로 확률이 적용되는 것이기 때문이다.

시장 진입 순서를 이용하여 시장 점유율을 결정할 때는 우선 경쟁제품의 시판허가가능성을 고려하여 평가대상 신약의 진입순서를 결정하고, 진입 순서에 따른 과거 데이터의 평균과 최대값, 최소값을 고려하여 시장 점유율을 결정하면 된다. 이 방법은 시장 점유율을 추정하는 방법으로서 매우 간단하며, 시장 점유율에 가장 영향을 크게 미치는 시장 진입 순서를 이용한다는 측면에서 장점이 있다. 그러나 진입 순서 외의 점유율에 영향을 미치는 여러 요소를 포함하지 못한 한계점이 있으므로 시장 점유율을 추정하는 다른 방법론들과 함께 보완적으로 사용을 해야 할 것이다.

② 시장 점유율 예측 회귀모형

시장 점유율에 대한 회귀모형을 이용하는 방법은 과거 신약들의 시장 점유율과 관련된 다양한 변수를 분석하여 이를 바탕으로 새로운 신약의 시장 점유율을 예측하는 방법이다.

이 방법은 과거 신약들의 시장 점유율과 이에 영향을 주는 요인에 대한 데이터를 분석하여 회귀모형으로 제시한 연구결과를 이용하는 것이다. 대표적으로는 앞에서 소개한 Regnier 등(2015)의 연구에서 제시한 다음과 같은 회귀 모형이 있다.

$$peak\_share = 0.23 + (0.46 \times promotional\_share) - (0.18 \times third) - (0.23 \times fourth) - (0.009 \times time) + (0.007 \times time \times third) + (0.01 \times time \times fourth) - (0.06 \times new\_competitor)$$

- peak_share: 신약이 시장에 출시된 후 첫 4년 동안 미국 시장에서 기록한 월별 최고 점유율
- promotional_share: 신약이 출시 후 첫 12개월 동안 해당 치료 분야에서 총 프로모션 지출 대비 해당 신약의 프로모션 지출 비율
- third: 세 번째 진입 신약의 경우 1 그 외는 0
- fourth: 네 번째 진입 신약의 경우 1 그 외는 0
- time: 해당 치료제 시장에서 가장 최근에 출시된 선발 신약과 대상 신약 간의 출시 시점 시간 차이(분기)
- new_competitor: 두 번째 진입자가 시장에 진입한 후 세 번째 진입자가 등장한 경우 1

이 회귀모형의 Adjusted R^2 값은 0.868로 시장 점유율에 대한 설명력이 높다고 할 수 있다. 진입 순서가 2~4번째 되는 신약으로 선발 신약과 후발 신약의 시판시기가 예상되고, 마케팅 비용이 추정되는 경우, 본 모형을 사용하여 시장 점유율 예측이 가능하다.

그러나, 변수들에 대한 예측치가 신뢰성 있게 확보하기가 어려운 경우, 이러한 회귀 모형은 활용이 제한적이다. 그 외에도 몇몇 연구에서 시장 점유율에 대한 회귀모형을 제시하고 있는데, 학술연구 목적의 모형이 대부분이다 보니 유사한 한계점들을 가진다고 할 수 있다.

③ 속성 기반 평점법

이 방법은 각 제품을 특정 속성별로 평가한 후, 속성별 가중치를

적용하여 최종 평점을 계산하고 이를 활용해 시장 내 제품 간 점유율을 도출한다. 제품의 속성과 해당 속성이 처방 의사의 결정에 미치는 중요도를 반영하여 시장 점유율을 예측하므로 속성 기반 평점법(attribute-based scoring method)이라고 한다.

이 방법은 먼저 시장 점유율에 영향을 미치는 핵심 속성을 선정해야 한다. 일반적으로 효능과 안전성이 주요 속성으로 포함되며, 경우에 따라 복용 편의성, 제형, 비용 등의 요소가 추가될 수 있다. 특정 치료 영역에서는 증상 완화 효과나 생존율과 같은 세부적인 요소가 고려되기도 한다.

이후 각 제품의 속성을 평가하여 점수를 부여하는 과정이 필요하다. 이 과정은 전문가 패널을 활용하거나 시장 조사를 통해 이루어질 수 있으며, 효능 점수는 1에서 10까지의 척도로 측정하고 10은 질병 완전 해결, 1은 효과 없음으로 정의하는 방식이 사용될 수 있다. 안전성 점수는 10이 위약과 유사한 수준의 부작용을 의미하고, 1은 심각한 안전성 문제를 나타내도록 설정할 수도 있다.

다음으로 각 속성이 처방 결정에 미치는 상대적 중요도를 반영하여 가중치를 적용한다. 예를 들어, 처방 의사들이 효능을 안전성보다 더 중요한 요소로 간주할 경우 효능의 가중치를 75%, 안전성을 25%로 설정할 수 있다. 이 과정은 설문조사나 델파이 기법 등을 활용하여 수행될 수 있다. 최종 점수는 속성 점수에 가중치를 적용하여 계산된다. 예를 들어, 제품 X의 효능 점수가 10점, 안전성 점수가 4점이고 효능의 가중치가 75%, 안전성이 25%라면 가중 효능 점수는 7.5, 가중 안전성 점수는 1.0이 되어 최종 점수는 8.5가 된다.

모든 제품의 최종 점수를 합산한 후, 개별 제품의 점수를 시장 전체 점수로 나누어 시장 점유율을 도출할 수 있다. 예를 들어, 제품 X의 최종 점수가 8.5, 제품 Y가 6.0, 제품 Z가 4.5라면 전체 시장 점수는 19.0이 되고, 제품 X의 시장 점유율은 45%로 계산된다.

속성 기반 평점법 예시

제품	효능 점수 (1~10)	안전성 점수 (1~10)	가중 효능 점수 (효능×75%)	가중 안전성 점수 (안전성×25%)	최종 점수 (가중 효능+ 가중 안전성)	시장 점유율 (%)
제품 X	10	4	7.5	1	8.5	45
제품 Y	7	8	5.25	2	7.25	38.2
제품 Z	5	9	3.75	2.25	6	31.6
합계	–	–	–	–	19	100

속성 기반 평점법의 장점은 제품의 객관적 속성과 시장 인식을 동시에 반영할 수 있다는 점이며, 신약이 기존 제품 대비 어느 정도 우위를 가질 수 있는지를 정량적으로 평가할 수 있다. 그러나 이 방법은 속성 점수와 가중치가 전문가 조사의 주관적 판단에 영향을 받을 수 있다는 한계를 가진다.

④ 컨조인트 분석

컨조인트 분석(Conjoint Analysis)은 소비자가 제품을 선택할 때 여러 속성(attribute)들이 어떻게 작용하는지를 분석하여, 각각의 속성에 대한 상대적인 중요도와 선호도를 도출하는 기법이다. 이는 소비자가 제품의 전체적인 특성을 기반으로 평가하기 때문에, 실제 선택 상황을 보다 현실적으로 반영할 수 있다. 신약개발에서 컨조인트 분석은 의료진과 환자들이 특정 약물을 선택할 때 중요하게 고려하는 요소들(예: 효능, 부작용, 복용 편의성, 가격 등)을 정량화하여, 신약이 시장에서 어떤 점유율을 차지할 수 있을지를 예측하는 데 유용하다.

신약의 시장 점유율을 예측하기 위해 컨조인트 분석을 활용할 때, 다양한 속성 조합을 포함한 가상의 신약 프로파일을 구성하고, 해당 프로파일에 대한 응답자의 선호도를 조사한다. 이를 통해 신약의 각 속성이 전체 선택에 얼마나 기여하는지 파악하고, 경쟁 약물 대비 우위를 분석할 수 있다. 예를 들어, 특정 항암제가 경쟁 약물보다 효과가 우수하고, 부작용이 적다면, 그 속성들에 높은 유틸리티 값(utility score)이 부여될 것이며, 이를 통해 해당 신약의 시장 점유율이 예측된다.

각 질문에서 제시된 두 개의 항암제 옵션 중 **더 선호하는 항암제를 선택**해 주세요.

Q1. 아래 두 가지 치료 옵션 중 하나를 선택해 주세요.

속성	옵션 1 (A 항암제)	옵션 2 (B 항암제)
효과 (무진행 생존기간, PFS)	12개월	8개월
부작용 발생률 (중증 이상반응)	15%	30%
복용 방식	경구 복용	정맥 주사
월 치료 비용	500만 원	400만 원
선택	□ 이 항암제 선택	□ 이 항암제 선택

항암제 속성에 대한 선호도 조사를 위한 컨조인트 분석 설문 예시

컨조인트 분석은 앞에서 소개한 속성 기반 평점 방법과 방법론과 접근법에 있어서 유사한 점이 많다. 그러나, 컨조인트 분석은 속성 기반 평점 방법과는 달리 실제 제품의 특성을 직접 비교하는 것이 아니라, 다양한 수준으로 조합된 가상의 제품 특성을 참가자에게 제시한 후, 각 속성이 선호도에 미치는 영향을 독립적으로 계산하는 방법이라는 점에서 차이가 있다. 또한, 컨조인트 분석은 가중치를 임의적으로 부여하지 않고 소비자의 실제 선택 행동을 반영할 수 있다는 점에서 강점을 가진다. 그러나 이 방법은 설문 조사나 실험적 디자인이 필요하므로 초기 데이터 수집에 많은 시간과 비용이 소요될 수 있어, 주로 본격적인 마케팅 전략 수립을 위한 조사에서 사용이 된다.

⑤ 시장 진입 순서 모형에 전문가 평가 점수를 반영한 방법

시장 점유율 예측 방법으로서 앞에서 설명한 전문가평가방법은 진입순서가 점유율에 미치는 효과에 대한 실증적 정보가 있음에도 이를 활용하지 못하고 점유율 예측을 오로지 전문가 평가에 의존하는 한계가 있다. 반면, 시장 진입 순서 모형은 점유율 예측에 대한 실증적인 근거는 있으나, 특정 제품의 특성, 우수성을 점유율 예측에 반영하지 못하는 한계점이 있다.

이를 보완하기 위해 필자는 두 가지 방법을 결합한 "시장 진입 순서 모형에 전문가 평가 점수를 반영한 방법"을 제시하고자 한다. 이 모델에서는 어떤 제품이 도달할 수 있는 점유율은 기존 연구들에서 보고되고 있는 실증적 최대치 최소치 범위 내에서 결정된다고 가정한다. 제품의 전문가 평가 점수가 높을수록 시장 점유율이 최대치에 가까워지고, 낮을수록 최소치에 가까워진다는 전제로 점유율을 예측한다.

예를 들어 제품 X가 해당 치료제 시장에서 세 번째로 진입하는 제품이라고 했을 때, Ridley & Régnier(2015)의 연구에 따르면 이 제품의

시장 점유율은 최대 25%, 최소 8%이며, 평균은 17%이다. 그런데 이 제품에 대해 속성 기반 평점법에 따라 평가를 한 결과 10점 만점 중 8.5점의 득점을 하였다고 하자.

평가점수가 만점을 받을 때 시장 점유율의 최대값을 보여주고, 최저점을 받을 때 시장 점유율의 최소값을 보여준다고 했을 때, 평가점수와 시장 점유율간의 비례를 이용해서 제품 X의 점유율을 구할 수 있다. 아래의 계산식과 같이 제품 X의 득점 8.5점에 해당하는 시장 점유율은 22.3%로 계산할 수 있다.

제품 X의 점유율
= 점유율 평균값 + (점유율 최대값 − 점유율 평균값) ×
(제품 X의 득점 − 득점 평균값) / (득점 최대값 − 득점 평균값)
= 17 + (25 − 17) × (8.5 − 5.5)/4.5 = 22.3%

시장 진입 순서 모형에 전문가 평가 점수를 반영한 방법 예시

구분	세 번째 진입 제품의 점유율 분포*	전문가 평가 득점
최대값	25%	10
:	:	:
제품 X	**22.3%**	**8.5**
:	:	:
평균	17%	5.5
:	:	:
최소값	8%	1

* Ridley & Régnier(2015)의 연구 결과

피크 매출액

이제 지금까지 작업한 시장 수요 예측과 시장 점유율 추정치를 바탕으로 피크 매출액을 예측할 수 있다. 매출 예측의 일반적인 원칙은 수량과 가격을 분리하여 추정하는 것이 원칙이나, 가격 추정이 어렵거나 시장 수요가 금액으로 산정된 경우에는 수량과 가격을 분리하지 않고 추정하기도 한다.

① 시장 수요를 환자 수로 예측한 경우

시장 수요를 환자 수로 예측한 경우에는 이를 금액으로 환산하는 과정이 필요하다. 먼저 피크 매출 도달 시점의 시장 수요 환자 수에 점유율을 곱하여 해당 제품의 환자 수를 도출하고 여기에 해당 제품의 환자당 연간 비용을 곱하여 피크 매출액을 추정한다. 연간 치료제 비용은 용법 용량에 따라 치료했을 때 환자 당 연간 제품 소비량에 가격을 곱하여 계산할 수 있다.

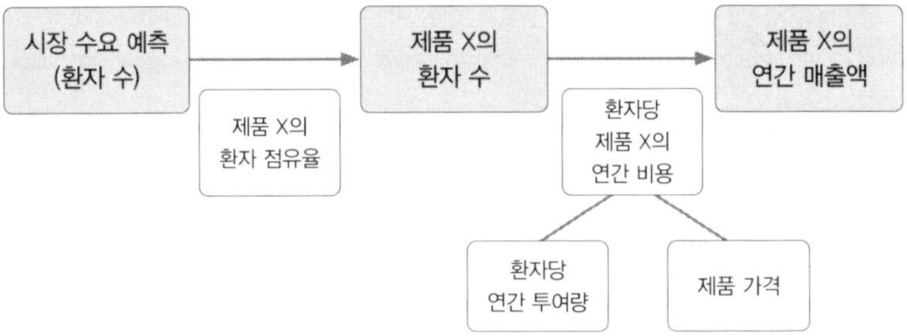

② 시장 수요를 금액으로 예측한 경우

시장 수요를 금액으로 예측한 경우에는 여기에 시장 점유율을 적용하여 대상 제품의 매출액을 추정할 수 있다. 피크 매출액은 피크 매출 도달 시기의 시장 수요 금액에 피크 시장 점유율을 곱하여 추정한다.

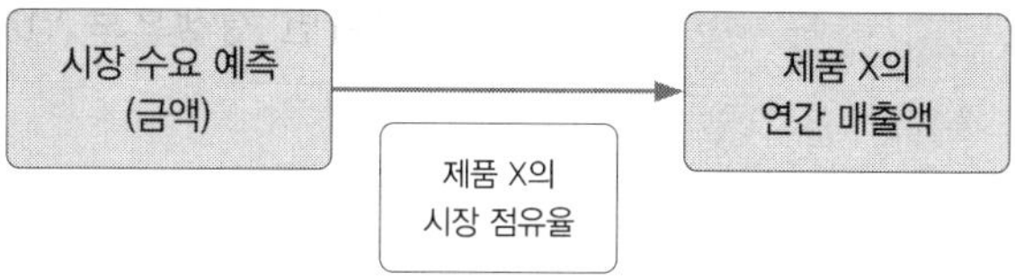

가격의 추정

의약품 가격을 예측하는 것은 매출을 전망하는 데 있어 가장 중요한 과제 중 하나다. 이를 위해 먼저 의약품의 가치를 어떻게 판단할 것인지 고려해야 한다. 의약품의 가치에 대한 관점은 크게 세 가지로 나뉜다. 첫 번째는 '고유 가치' 관점으로, 의약품은 본래 지닌 가치가 있으며 가격도 결국 그에 따라 결정된다는 생각이다. 두 번째는 '시장 결정' 관점으로, 가격은 시장에서 정해지며, 수요와 공급, 특히 제약회사의 시장 지배력이 중요한 영향을 미친다고 본다. 마지막으로 '투자 회수' 관점은 연구개발에 투입된 비용을 회수할 수 있도록 가격이 책정된다고 본다.

연구개발 중인 신약의 가격을 예측하는 것은 쉽지 않은 일이다. 신약개발 가치평가를 위해 의약품의 가격을 가정해야 하는 경우 다음과 같은 방법을 시도해 볼 수 있다.

① 비슷한 약물과의 가격 비교

신약의 가격을 예측하는 방법으로 기존에 출시된 유사한 치료제의 가격을 참고하는 방법이 있다. 같은 질환을 대상으로 하는 약물 중에서 기전이 유사하거나 동일 계열에 속하는 치료제가 있다면, 이를 기준으로 신약의 가격을 예상할 수 있다. 만약 신약이 기존 약물보다 효과가 뛰어나거나 부작용이 적다면, 더 높은 가격이 책정될 가능성이 크다. 반대로, 유사한 약물이 이미 많다면 경쟁으로 인해 가격이 제한될 수 있다.

② 비용 대비 효과 분석

또한, 신약이 제공하는 임상적 혜택이 치료 비용 대비 얼마나 가치 있는지를 평가하는 비용 대비 효과 분석도 중요한 방법이다. 비용 대비 효과 분석을 통해 신약이 기존 치료보다 생존율을 높이거나 환자의 삶의 질을 개선한다는 근거가 명확하면, 더 높은 가격 부여가 가능하다. 최근에는 연구개발 초기 단계에서도 비용 대비 효과 분석을 통해 약가를 예측하는 경우가 늘고 있으나, 연구개발 초기 단계에서 임상 효과에 대한 정보가 부족하기 때문에 정확한 약가를 예측하는 것은 한계가 있다.

③ 투자 비용 고려

마지막으로, 신약개발에 들어간 연구개발비용을 고려하는 방법이 있다. 신약이 개발되기까지는 막대한 비용과 오랜 시간이 소요되며, 제약사는 이를 회수할 수 있도록 가격을 설정한다. 특히, 블록버스터 신약으로 기대되는 경우에는 초기 가격을 높게 설정하는 경향이 있다. 반면, 투자 비용이 크더라도 시장 경쟁이 치열하거나 보험사의 가격 협상이 강할 경우, 가격을 낮춰 접근성을 확보하려는 전략이 활용되기도 한다.

유사 제품 기반 피크 매출액 예측

신약의 피크 매출액은 어느 정도일까? 신약의 시계시장에서의 피크 매출액 예상액을 분석한 자료에서 500백만 달러 정도로 보고하고 있다.[5] 필자의 연구팀이 2001년부터 2009년까지 FDA에 허가된 신약 129개를 미국시장에서의 피크 매출액을 조사한 결과 평균 517백만 달러, 중위수로는 258백만 달러이었다. 최소 7백만 달러에서 최대 4,066백만 달러의 피크 매출액을 보여주었다.[6]

이 연구자료 중 사례수가 10개 이상 되는 치료제 분야에서의 피크 매출액 통계를 최소값과 최대값, 1~3분위 수로 표와 같이 정리하여 제시하였다. 중위수(2Q)를 기준으로 하였을 때 심혈관계 치료제의 피크매출액이 높았으며, 항감염제의 경우는 낮게 나타났다.

이러한 통계 자료는 개발 중인 신약의 피크 매출액이 어느 정도일지 짐작하는데 활용될 수 있다. 예를 들어 현재 개발 중인 신약이 항암제 분야이고, 이 제품이 경쟁력이 전체 항암제 중에서 상위 25% 수준은 될 것으로 기대된다고 하자. 표에서는 항암제 및 면역조절(L) 카테고리에 해당하는 26개 제품의 미국시장에서의 상위 25% (3Q) 피크

주요 치료제 분야에서 미국 시장에서의 피크 매출액

치료제 분야	N	금액 (백만 달러)				
		최솟값	1Q	2Q	3Q	최댓값
A: Alimentary Tract & Metabolism	14	19	89	218	421	1,994
C: Cardiovascular System	14	7	137	609	849	2,852
J: General Anti-Infectives Systemic	20	9	85	155	302	959
L: Antineoplastic & Immunomodulating	26	11	85	253	688	2,832
N: Nervous System	24	7	104	302	1,057	4,066

매출액을 찾을 수 있다. 따라서 현재 개발 중인 항암제가 상위 25% 수준이라면 미국 시장에서의 피크 매출액은 688백만 달러 정도로 기대해 볼 수 있다.

혹은 L 카테고리 26개 제품 중에서 현재 개발 중인 신약과 유사한 특성을 가진 제품이 있다면 그러한 제품들의 피크 매출액을 토대로 예측하는 방법도 가능하다. 이러한 방법을 유사 제품 기반 예측(Analog Analysis)이라고 한다. 이 방법은 예측하고 싶은 제품과 유사한 제품이 시장에 존재할 때에, 그 매상의 추이를 그대로 해당 제품의 장래의 예측 매상에 적용하는 것이다.

물론 이 방법을 피크 매출액을 예측하는 주된 방법으로 사용하는 것은 무리가 있다. 의약품에 있어서는 유사한 제품이라는 것이 좀처럼 존재하지 않고, 또 유사의 근거를 주는 것도 쉽지 않다.

그럼에도 이 방법은 시장 수요 예측과 시장 점유율 추정을 통한 예측 결과가 혹시 시장에서 존재하기 어려운 비현실적인 피크 매출액 추정이 된 것은 아닌지 검토하는데 매우 유용한 방법이다.

매출 곡선

피크 매출 도달 기간

신약의 피크 매출 도달 기간 즉, 피크 매출까지의 기간(time to peak)은 신약이 시장에 출시된 후 피크 매출에 도달하기까지 소요된 시간을 말한다. 피크 매출 도달 기간은 매출 곡선의 모양 결정의 중요한 요소임과 동시에 피크 매출 시점을 설정하는데 중요한 정보가 된다.

신약의 피크 매출 도달 기간은 시장 침투 속도와 반비례 관계이다. 시장 침투 속도(market penetration speed)란 신약이 출시된 후 목표 시장에서 처방 및 판매가 확산되는 속도를 의미한다. 즉, 시장 침투 속도가 빠를수록 피크 매출 도달 시점이 짧아지고, 침투 속도가 느릴수록 피크 매출 도달까지 오랜 시간이 걸린다.

시장 침투 속도가 빠른 신약들은 일반적으로 강한 초기 수요, 경쟁 제품 부족, 강력한 마케팅 전략 등의 요인을 갖추고 있어 피크 매출 도달 기간이 짧은 특징을 보인다. 중증질환 치료제, 혁신적인 신약, 감염병 치료제 등은 환자들의 긴급한 치료 요구로 인해 출시 직후 빠르게 처방이 증가한다. 항암제 분야도 시장 침투 속도가 빠른 것으로

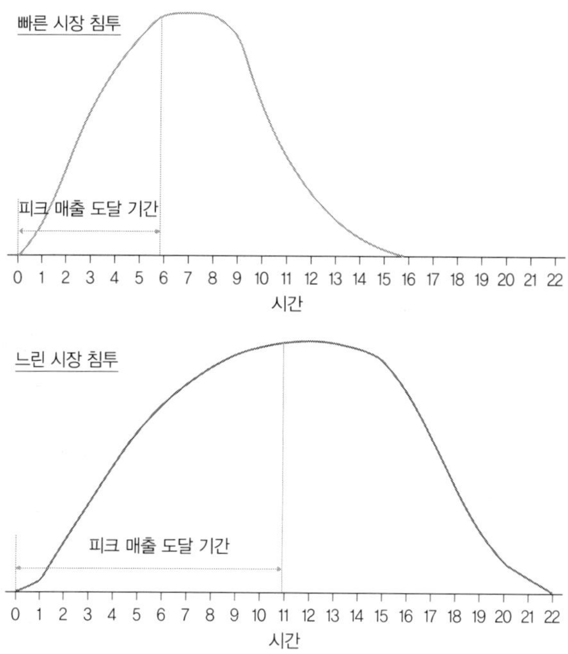

시장 침투 속도와 피크 매출 도달 기간

알려져 있다. 또한, 최초 신약(first-in-class)이나 미충족 의료 수요가 높은 분야의 경우 경쟁 제품이 부족해 시장을 빠르게 장악할 수 있으며, 제약사의 강력한 마케팅 및 영업 전략이 더해질 경우 시장 침투 속도는 더욱 가속화된다.

시장 침투 속도가 느린 신약들은 일반적으로 점진적인 처방 증가, 의료진과 환자의 인식 변화 필요, 복잡한 치료법 등의 요인으로 인해 피크 매출 도달 기간이 길어지는 특징을 가진다. 만성질환 치료제인 고혈압, 당뇨병 치료제 등은 환자들이 기존 치료제에 익숙한 경우가 많아 처방 변화가 천천히 이루어지며, 시장 확대에도 시간이 걸린다. 새로운 기전의 신약이나 투여 방식이 복잡한 치료법은 의료진과 환자의 신뢰를 얻는 과정이 필요해 도입 속도가 느려질 수 있다.

예전에는 신약개발 가치평가 시 신약의 피크 매출 도달 기간을 11년 정도로 다소 길게 설정한 경우가 많았다. 그러나, 최근의 평균적인 신약의 피크 매출까지의 기간은 이렇게까지 길지는 않다. 신약개발 컨설팅 기업인 파마젤런(Pharmagellan)이 FDA 허가 신약 61개의 피크 매출 도달 기간을 조사한 결과는 중위수로 6년이었다.[7] 이후 필자의 연구팀이 수행한 연구에서는 더 많은 수의 신약에 대해 더 긴 기간 관찰을 했다. 2001년부터 2009년까지 FDA에 허가된 신약 129개의 시판 이후 14년차까지 매출양상을 분석한 결과 피크 매출 도달 기간의 중위수는 7년, 최소값은 1년, 최대값은 13년이었다.[8] 또한, 이 연구에서는 사례수가 많은 주요 치료제 시장에서 평균 피크 매출 도달 기간에 대한 정보를 제시하고 있다. 소화 및 대사 질환 치료제, 신경계 질환 치료제에서는 피크 매출 도달 기간이 9년 정도로 길고, 반면 항암제 분야에서는 이 기간이 다소 짧은 것으로 분석되었다.

주요 치료제 분야 피크 매출 도달 기간(time to peak)

치료제 분야	샘플 수	평균 기간(년)
A: Alimentary Tract & Metabolism	14	9.1
C: Cardiovascular System	14	7.5
J: General Anti-Infectives Systemic	20	7.2
L: Antineoplastic & Immunomodulating	26	6.9
N: Nervous System	24	8.8

이와 같은 통계 수치와 유사한 제품의 사례를 참고하여 피크 매출 도달 기간을 설정한다. 여기에서 주의해야 할 것은 피크 매출 도달 기간은 특허 보호 기간 이내에서 설정해야 한다. 피크 매출이 특허 만료 이후에 발생할 수는 없기 때문이다.

일부에서는 매출 예측을 위한 피크 매출 도달 시기를 특허 만료 직전 시점으로 해야 한다는 입장도 있다. 특허 만료 시기까지는 매출액이 계속적으로 상승해야 한다는 설정인 것이다. 그러나 실제 신약의 특허 만료 시점은 평균적으로 출시 12년차 정도이나, 피크 매출 도달은 7년차 정도에 이루어져서 두 시점이 동일하지 않다. 따라서 피크 매출 도달 시기가 먼저 도래한 후, 몇 년간은 피크 매출을 유지하다가 특허 만료를 맞이하고 매출액이 감소하는 순서로 진행되는 것이 실제 신약의 매출 양상에 가깝다고 할 수 있다.

신약의 매출예측 과정에서 피크 매출액을 먼저 예측하고 매출 곡선의 모양을 추정하기 때문에 피크 매출 도달 기간을 여기에서 설명했으나, 실제 매출예측을 위해서는 피크 매출 도달 기간이 먼저 정해져야 한다. 피크 매출액을 예측하기 위해서는 그 시점을 알아야 하고, 피크 매출 시점을 알기 위해서는 시판 예상시기와 피크 매출 도달 기간이 설정되어야 하기 때문이다.

피크 매출 시점까지 매출 곡선

시판 시점부터 피크 매출 시점까지 매출 곡선을 구성하는 방법은 다양하다. 수리적 모델을 사용할 수도 있고, 간단하게 기존 연구 자료에서 나타난 매출 곡선의 모양을 활용해서 설정할 수 있다.

매출 곡선에 대한 기존 연구 자료로는 6년차에 피크 매출에 도달하는 매출 곡선을 제시한 Robey & David(2017) 연구[9], 11년차에 피크 매출에 도달하는 곡선을 제시한 「Valuation in Life Sciences」의 자료가 있다. 필자는 이 두 개 매출 곡선을 활용하여, 피크 매출 도달 연차별로 중간지점에 해당하는 값으로 매출 곡선을 구성하였다.

피크 매출액의 높이와 피크 매출 도달 기간이 결정되었다면, 두 지점 사이를 연결하는 매출 곡선의 모양은 신약개발 가치평가에 미치는 영향이 작은 편이다. 성장곡선에 대해 더 신뢰할 수 있는 다른 방법이 있는 것이 아니라면, 여기에서 소개한 연차별 매출 곡선을 활용해도 무방할 것으로 보인다.

매출 곡선 모델 별 피크 매출액 대비 연도별 매출액 비율

시판 연차	1	2	3	4	5	6	7	8	9	10	11
4년차 피크모델	16	58	85	100							
5년차 피크모델	13	40	69	87	100						
6년차 피크모델	11	31	58	76	89	100					
7년차 피크모델	10	29	54	71	84	94	100				
8년차 피크모델	9	26	49	66	79	89	95	100			
9년차 피크모델	7	23	44	61	73	84	91	96	100		
10년차 피크모델	6	21	40	56	69	80	87	93	98	100	
11년차 피크모델	5	19	36	51	64	75	84	91	96	99	100

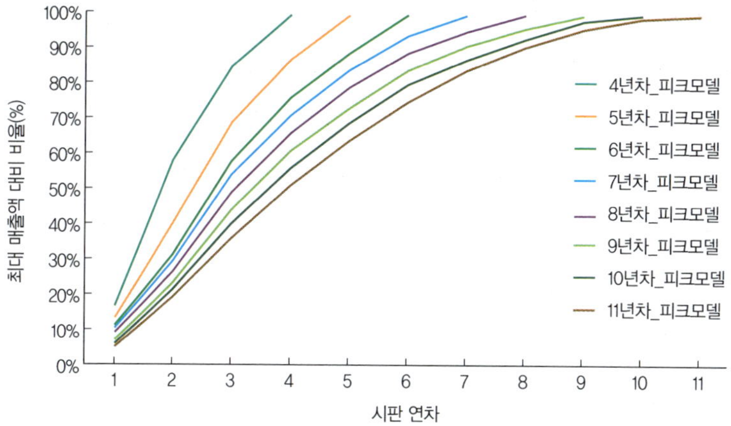

피크 매출 시점까지의 매출 곡선

* 6년차 피크모델은 Robey & David (2017) 연구에서 제공하는 연도별 매출 증가 곡선이며, 11년차 피크모델은 「Valuation in Life Sciences」에서 제시된 연도별 매출 증가 곡선임. 다른 연차 피크모델은 이 두 개 매출 곡선을 활용하여, 중간지점에 해당하는 곡선을 구성하였음

수리적 모델을 사용한 신약 매출 곡선 예측

신약 매출 곡선은 수리적 모델을 통해 예측할 수도 있다. Gompertz 모델과 Bass 확산 모델은 신약 매출 곡선을 설명하는 대표적인 모델로, 이들 방법의 접근 방식과 특징을 고려하여 적절히 활용할 필요가 있다.

① Gompertz 모델

Gompertz 모델은 신약의 시장 확산과 매출 곡선을 예측하는 데 사용되는 비대칭 S자(Sigmoid) 곡선 모델로, 초기 성장은 매우 완만하지만 일정 시점 이후 급속히 증가하며, 상한치에 도달하기 직전에 성장 속도가 둔화되는 특징을 가진다. 이는 신약이 도입 초기에 의료진과 환자들에게 서서히 인식되다가, 점차 시장에서 수용되면서 빠르게 성장한 후, 일정 수준에 도달하면 시장 포화로 인해 매출 증가가 완만해지는 패턴을 반영한다. 이러한 특성 때문에 Gompertz 모델은 신약의 장기적인 매출 곡선을 예측하는 데 적합하다.

Gompertz 모델을 활용한 신약 매출 예측 과정은 먼저 신약의 초기 시장 도입 데이터(처방 건수, 판매량 등)를 수집한 후, 최대 시장 규모(S_max), 초기 확산 속도(b), 성장률 조절 계수(c) 등의 파라미터를 설정하여 모델을 최적화한다. 이후, 이 모델을 기반으로 신약의 매출이 초기에는 완만한 증가를 보이다가 일정 시점에서 급격한 성장세를 나타내고, 최종적으로 시장 포화점에 가까워지면서 증가율이 둔화되는 패턴을 예측할 수 있다. 이러한 예측 결과는 마케팅 전략 수립, 생산 계획, 기술가치평가 등에 활용될 수 있다.

Gompertz 모델의 강점은 초기 도입 속도가 느린 신약의 확산 패턴을 현실적으로 반영할 수 있으며, 장기적인 매출 전망을 도출하는 데 유용하다는 점이다. 그러나 경쟁 약물 출시 등 외부 환경 변수를 직접 반영하기 어렵다는 한계가 있으며, 초기 데이터가 부족할 경우 예측의 신뢰도가 낮아질 수 있다.

② Bass 확산 모델

Bass 확산 모델은 신약의 시장 확산 과정을 설명하는 데 효과적인 방법으로, 소비자를 혁신자(Innovator)와 모방자(Imitator) 두 가지 유형으로 구분하여 신약 채택 속도를 분석한다. 혁신자는 외부 요인(광고, 학술 발표 등)에 의해 신약을 먼저 도입하는 그룹이며, 모방자는 혁신자의 사용 경험을 참고하여 신약을 채택하는 그룹이다. 이 모델은 신약이 시장에서 어떻게 도입되고 확산되는지를 정량적으로 분석할 수 있어, 신약의 매출 곡선을 예측하는 데 유용하게 활용된다.

신약 매출 예측을 위해 Bass 모델을 적용할 때, 먼저 기존 유사 약물의 시장 확산 데이터를 참고하여 혁신계수(p), 모방계수(q), 최대 시장 규모(M)를 설정한다. 이후, 모델의 확산 곡선을 기반으로 신약이 출시된 후 매출이 초기에는 천천히 증가하다가 일정 시점에서 급격히 성장하며, 이후 성숙기에 접어들면서 증가율이 둔화되는 패턴을 예측할 수 있다. 이를 통해 신약의 시장 점유율 변화, 피크 매출 시점, 장기 매출 추이 등을 예측할 수 있으며, 가격 정책이나 마케팅 전략 수립에도 활용할 수 있다.

Bass 확산 모델의 중요한 장점 중 하나는 유사한 제품의 혁신계수(p)와 모방계수(q)를 참고하여 신약의 시장 확산을 예측할 수 있다는 점이다. Gompertz 모델은 개별 신약의 확산 패턴을 따르므로 사전 데이터가 부족한 경우 초기 예측이 어려우나, Bass 확산 모델은 과거 유사 약물의 확산 패턴을 기반으로 현실적인 매출 곡선을 도출이 가능하다.

특허 만료 후 매출 곡선

특허 만료 직후 신약의 매출 곡선은 급격한 하락세를 나타낸다. 일반적으로 특허가 만료된 첫해에 매출은 40~60% 감소하며, 경우에 따라서는 더 큰 폭으로 하락할 수도 있다. 애브비의 휴미라는 2023년 6월 특허 만료 이후 2024년 매출이 49.1% 감소하였다. 화이자의 리피토는 2011년 특허 만료 후 2011년에서 2012년 사이에 연간 매출이 58.8% 감소하였다.

매출 감소 현상의 주 원인은 제네릭 의약품의 출시이다. 제네릭은 오리지널 신약과 동일한 성분과 효능을 가지면서도 가격이 훨씬 저렴하기 때문에 시장에서 빠르게 점유율을 확보한다. 이로 인해 특허 만료 신약의 매출은 급격히 감소한다.

그러나 일부 신약은 브랜드 충성도나 특정 시장에서의 인지도 덕분에 일정 수준의 매출을 유지하기도 한다. 특히 바이오 의약품의 경우, 제네릭과 달리 바이오시밀러 간의 상호 대체성이 완벽하지 않아 오리지널 제품이 일정한 시장을 유지하는 경우가 있다. 특수한 제형이나 환자 맞춤형 치료제의 경우 제네릭 의약품의 출시가 늦어지거나 시장 점유율이 낮을 수 있다.

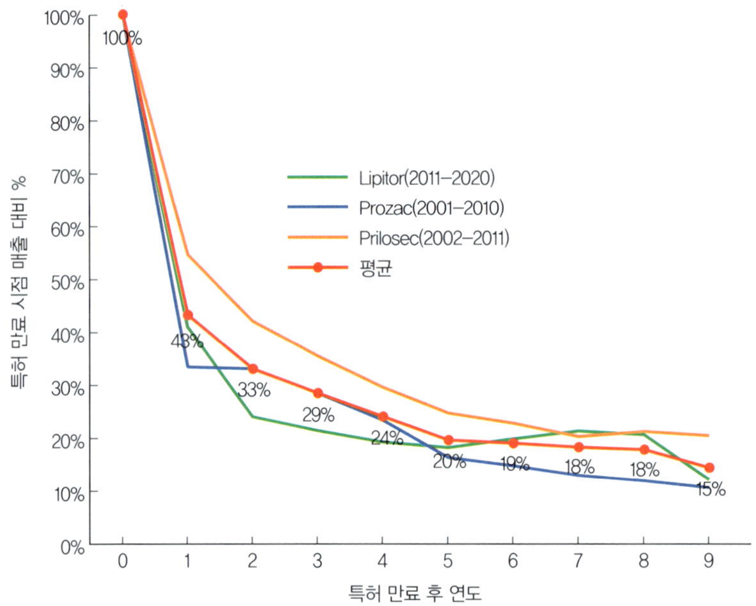

특허 만료 후 매출 곡선

신약 매출 예측의 실제

지금까지 설명한 내용을 종합하여, 신약 매출 예측의 과정은 다음과 같이 요약할 수 있다.

① 시장 규모 예측

미래의 의약품 시장 수요 예측 방법으로 처방 기반 모델은 과거 및 현재의 처방 및 판매 데이터를 분석하여 수요를 예측하며, 환자 기반 모델은 질병 역학 데이터를 활용하여 치료 대상 환자 수를 추정한다. 두 모델은 각각 장단점이 존재하며, 보다 신뢰도 높은 예측을 위해서는 두 접근법을 함께 활용하는 것이 바람직하다.

② 시장 점유율 예측

시장 점유율을 추정하기 위해 우선적으로 시장 진입 순서를 파악하는 것이 중요하다. 이어서 속성 기반 평점이나 컨조인트 분석과 같은 조사 방법을 통해 시장 경쟁력을 평가하고, 시장진입순서에 따른 시장 점유율 통계치를 고려하여 시장 점유율을 설정하는 것이 필요하다.

③ 피크 매출액의 추정

앞서 도출한 시장 규모와 시장 점유율을 바탕으로 피크 매출액을 추정한다. 이들 추정치의 정확도를 검토하기 위해서 유사 제품의 매출액 자료와 비교하는 것이 필요하다.

④ 매출 곡선 모양 설정

과거 통계 및 유사 제품 자료를 통해 피크 매출 도달기간을 설정하고, 피크 매출 도달기간을 바탕으로 매출 곡선의 모양을 결정한다.

⑤ 매출 곡선의 완성

출시부터 피크까지의 매출 성장 곡선과 특허 만료 이후 매출 곡선을 이어서 매출 곡선을 완성한다. 완성된 매출 곡선을 바탕으로 연도별 신약의 매출액 예측치를 신약개발 가치평가에 사용하게 된다.

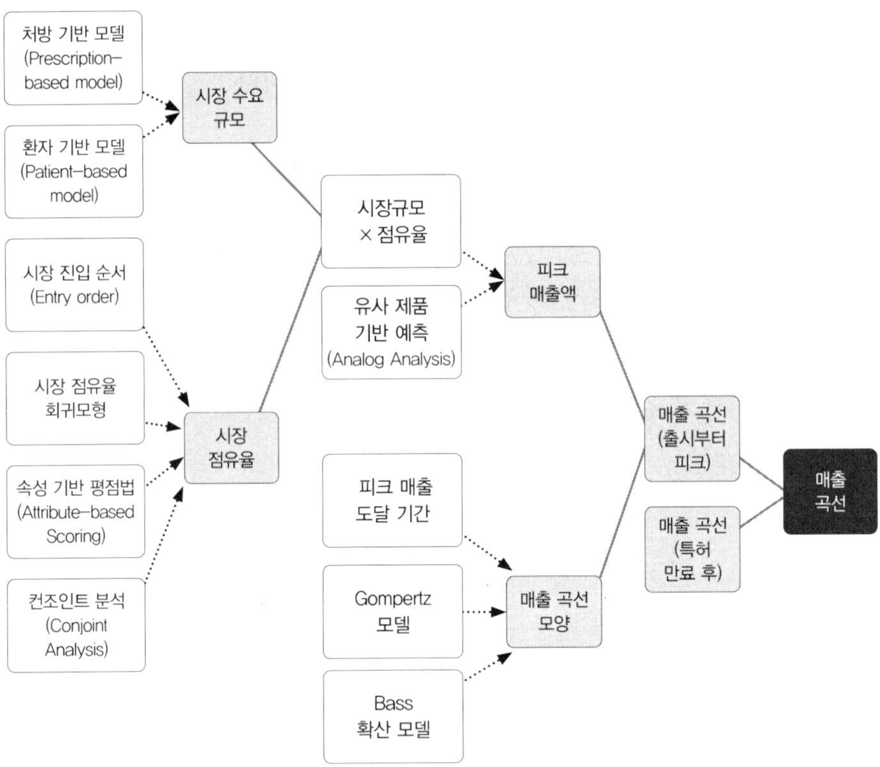

매출액 추정 방법

신약 매출 예측의 예시

가상적인 질환 A의 치료제인 신제품 X를 예시로 하여 신약 매출 예측을 해보도록 하자.

질환 A는 희귀질환으로 미국에서의 유병률은 0.03%, 즉 나이와 성별에 관계없이 인구 100,000에 대해서 30명이라는 비율이 일정하게 유지된다고 하자. 참고로 미국에서 희귀질환(Orphan Disease)으로 인정받는 기준은 환자 수가 200,000명 이하인 질환으로 약 0.06% 이하의 유병률을 가진 질환이다. 연구논문에 따르면 이 질환의 진단율은 60%이며, 진단받은 환자 중 약물 치료를 받는 비율은 2025년 50%라고 보고되고 있다. 그런데, 이 수치는 꾸준히 증가하여 2040년에는 진단받은 환자 중 약물치료를 받게 되는 비중은 65%까지 증가하는 것으로 예상되고 있다고 하자.

이 질환 A의 치료제인 신제품 X는 현재 시점인 2025년 기준으로

질환 A와 제품 X에 대한 정보

지표	수치
질환 A에 대한 정보	
유병률	0.03%
진단율	60%
약물 치료율	2025년 50% 2040년 65%
제품 X에 대한 정보	
시판 예상 시기	2027년
피크 매출 도달	시판 6년차
특허 만료 시기	2036년
환자당 연평균 약품 비용	12,000달러
시장 점유율	22.3%

임상 3상 중에 있으며, 2027년 시판이 예상되고 있다. 유사 제품의 매출 양상을 검토해 본 결과 피크 매출은 시판 6년차에 도달할 것으로 예상되고 있다. 아울러 유사 제품의 약가와 이 제품 개발에 들어간 R&D 투자비용을 고려했을 때 약가는 연간 비용으로 12,000달러 소요되는 것으로 예상되었다. 시장 점유율은 전문가 평가 점수를 반영한 시장 진입 순서 모형에 따라 설정하였다. 해당 질환 치료제 시장에 세 번째로 진입하는 제품으로서 전문가 평가 점수 8.5점의 득점에 해당하는 시장 점유율인 22.3%로 하였다.

우선 질환 A의 시장 수요 예측을 위해 미국 인구조사국(United States Census Bureau) 홈페이지에서 다운로드 받을 수 있는 미국 인구 예측 자료로부터 시작한다. 인구 예측치 자료는 장기간의 인구 예측치를 신뢰성 있는 수치로 제공하고 있어, 모든 미래 예측에 있어서 기본이 되는 자료이다.

이 연도별 인구예측 자료에 유병률을 곱하여 유병자 수를 산출한 후, 해당 질환의 진단율을 적용해 진단 환자 수를 추정한다. 이후 적절한 치료가 필요한 환자의 비율을 반영하여 치료 대상 환자 수를 계산하며, 마지막으로 약물 치료율을 고려해 실제 치료받는 환자 수를 도출한다.

제품 X의 피크 매출 예측은 시장 내 점유율과 환자 수, 환자당 연평균 비용을 기반으로 산출된다. 먼저, 전체 약물 치료 환자 수에서 제품 X의 피크 점유율(22.3%)을 적용하여 제품 X를 사용하는 환자 수를 도출한다. 이후, 해당 환자 수에 환자 1인당 연평균 치료 비용(12,000달러)을 곱하여 제품 X의 총 매출을 계산한다. 이를 통해 제품 X의 피크 매출은 약 95백만 달러로 예상되었다. 마지막으로 피크 매출 도달이 시판 6년차, 특허 만료 시기가 2036년인 것에 맞추어 전체 매출 곡선을 완성하면 된다.

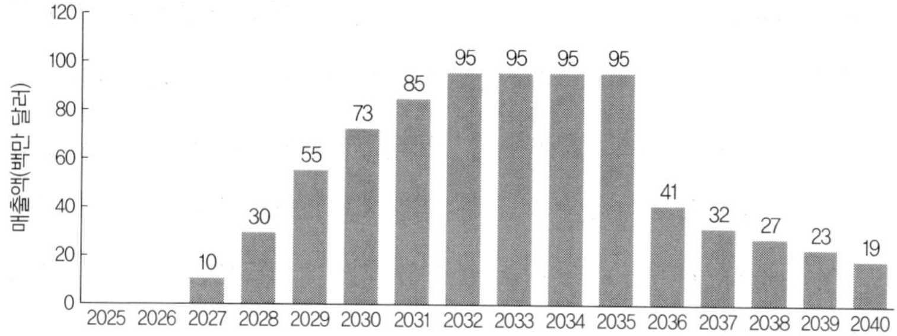

제품 X의 매출 곡선

매출 예측.xlsx

매출 예측의 신뢰도를 높이기 위한 팁

매출 예측의 신뢰도를 높이는 것은 신약개발 가치평가에서 가장 중요한 부분이다. 그런데, 예측은 본질적으로 불확실한 미래에 대한 가정에 기반하기 때문에, 100% 정확한 결과를 요구하기보다는 얼마나 합리적이고 체계적인 방식으로 예측이 수행되었는지를 평가해야 한다.

신뢰성 있는 매출 예측을 위해서는 먼저 현재 이용 가능한 모든 정보를 최대한 활용해야 한다. 공개된 임상 결과, 경쟁 약물, 정책 변화, 환자 수요, 보험 급여 체계 등의 데이터를 면밀히 분석하고, 필요한 경우 시장 조사 및 2차 문헌 자료도 적극적으로 활용해야 한다. 이 과정에서 모든 가정은 구체적이고 신뢰할 수 있는 근거에 기반해야 하며, 직관이나 감에 의존해서는 안 된다. 예측에 사용된 자료와 배제된 자료, 그 이유에 대한 설명을 명확히 정리해두는 것도 타당성을 높이는 중요한 요소다.

또한, 매출에 미치는 영향력이 큰 요소를 선별해 집중하는 것이 필요하다. 예를 들어, 치료 시장의 크기, 시장 점유율, 가격 등은 소폭의 변화만으로도 예측 결과에 큰 영향을 줄 수 있는 변수다. 변수별 민감도 분석을 통해 영향력이 큰 요인을 중심으로 시나리오를 구성하고, 이들에 대한 가정과 논리를 강화하는 것이 신뢰도를 높이는 효과적인 방법이다.

결국 신뢰할 수 있는 매출 예측이란, 결과의 정답 여부보다는 과정의 정당성과 투명성, 그리고 분석자의 합리적인 판단 근거를 통해 입증되는 것이다.

---

1 Cha, M., Rifai, B., & Sarraf, P. (2013). Pharmaceutical forecasting: throwing darts?. Nature Reviews Drug Discovery, 12(10), 737–738.

2 EFPIA (2023), Pharmaceutical Industry in Figures 2023

3 Cha, M & F. Yu, (2014), Pharma's first-to-market advantage, McKinsey & Company

4 Regnier, S., & Ridley, D. B. (2015). Forecasting market share in the US pharmaceutical market. Nature Reviews Drug Discovery, 14(9), 594–595.

5 Baedeker, M., Ringel, M., & Schulze, U. (2020). Value of 2019 FDA approvals: back to the recent average. Nature Reviews Drug Discovery, 19, 85–85.

6 최원석, 이상원 (2024). 신약의 최고매출액과 최고매출소요기간: 2001~2009년 미국 시판 신약의 매출 곡선 분석. 한국보건사회약료경영학회지, 12(2), 93–98

7 Robey, S., & David, F. S. (2017). Drug launch curves in the modern era. Nature Reviews Drug Discovery, 16(1), 13–14.

8 최원석, 이상원 (2024). 신약의 최고매출액과 최고매출소요기간: 2001~2009년 미국 시판 신약의 매출 곡선 분석. 한국보건사회약료경영학회지, 12(2), 93–98

9 Robey, S., & David, F. S. (2017). Drug launch curves in the modern era. Nature Reviews Drug Discovery, 16(1), 13–14.

7장

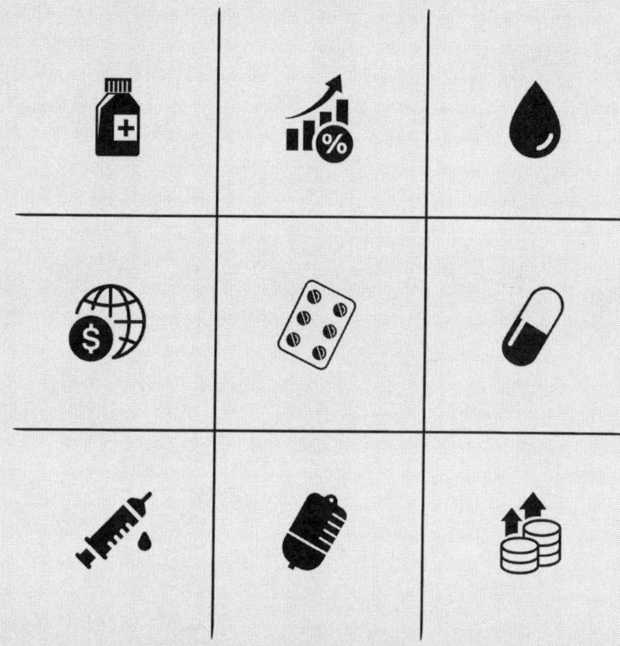

매출 시기의 비용

비용과 이익

당연한 이야기이지만 신약이 시판되어 발생하는 매출액 전체가 기술가치평가의 대상이 아니다. 매출액에서 제반 비용을 차감한 이익이 기술가치평가의 대상이 된다. 따라서, 신약개발 프로젝트의 가치평가를 위해서는 매출이 발생하는 시점에서의 비용을 정확히 추정해야 한다.

비용에는 매출원가, 판관비, 법인세비용 등이 있다. 이익은 매출에서 비용을 차감한 것이다. 이익에는 매출총이익, 영업이익, 순이익 등이 있다. 이와 같은 비용과 이익 들에 대해서 그림과 같이 설명할 수 있다.

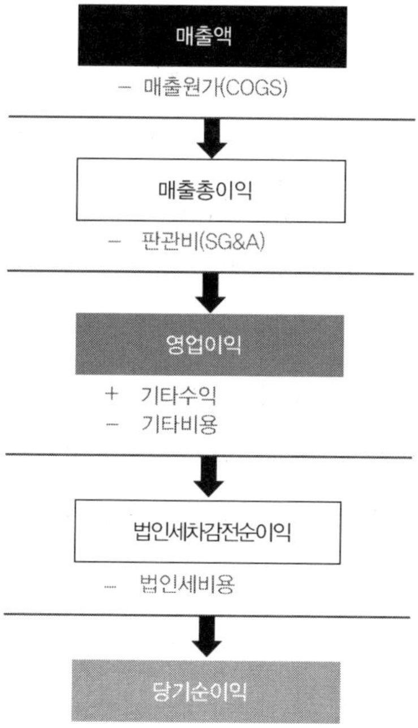

비용의 종류

매출원가(Cost of Goods Sold, COGS)는 매출액에 대응하는 상품 또는 제품의 원가이다. 기업이 제품이나 서비스를 판매하기 위해 직접 투입한 비용을 의미하며, 이는 원자재비, 직접 인건비, 제조간접비 등을 포함한다. 매출액 대비 매출원가가 차지하는 비율을 매출원가율(COGS ratio)이라고 하며, 이는 매출의 수익성을 보여주는 중요한 지표가 된다.

판매비와 관리비는 기업이 영업활동을 수행하는 과정에서 발생하는 판매비와 일반관리비를 포함하는 비용으로, 제품이나 서비스를 직접 생산하는 데 투입되지 않지만 매출 창출과 경영 운영에 필수적인 지출이다. 영어 약자로 SG&A(selling general & administrative expenses)라고 한다. 판매비는 상품 또는 제품 등의 판매 활동 관련하여 발생하는 비용이라는 의미이고, 관리비는 기업의 유지·관리에 관련된 비용을 말한다. 판매비와 관리비는 서로 다른 뜻을 가진 비용이지만 실무에서는 구분하기 어렵기 때문에 통합하여 '판관비'라고 한다. 판관비에는 급여, 퇴직급여, 복리후생비, 임차료, 접대비, 감가상각비, 무형자산상각비, 세금과공과, 광고선전비, 연구비, 경상개발비 등이 있다. 감가상각비, 연구비, 경상개발비 등은 판매비와 관리비에 포함되는 비용이나 별도로 표기하기도 한다. 매출액 중에서 판매관리비가 차지하는 비중을 판관비율(SG&A ratio)이라고 부르며, 매출원가율과 마찬가지로 사업의 수익성을 보여주는 중요한 지표가 된다.

기타수익과 기타비용은 기업의 고유한 사업활동 이외의 투자, 재무활동에서 발생하는 수익과 비용을 말한다. 고유한 영업활동 외에서 발생한다는 의미에서 영업외수익, 영업외비용이라고도 한다.

법인세 비용은 기업이 회계 기간 동안 벌어들인 과세소득에 대해 정부에 납부해야 하는 세금이다. 법인세는 법인세의 부과대상이 되는 이익에 법인세율을 적용하여 계산한다.

이익의 종류

매출총이익(gross profit)은 손익계산서 작성시 첫 단계에서 산출되는 이익으로, 상품, 제품의 매출액과 매출원가를 직접 대응시켜 계산된 이익이다.

영업이익(operating profit)은 매출액에서 매출원가와 판매비와 관리비 등 영업비용을 차감한 금액이다. 기업의 주된 영업활동을 통해 벌어들인 이익을 의미한다. 매출액 대비 영업이익의 비중을 영업이익율이라고 한다.

법인세차감전순이익 또는 세전이익(before-tax profit)은 '영업이익+기타수익－기타비용'으로 법인세 등을 차감하지 않은 순이익을 말한다.

순이익(net profit)은 기업의 모든 수익과 비용을 반영한 최종적인 이익이다. 영업이익에서 이자수익이나 이자비용, 투자이익 등과 같은 영업외손익을 더하거나 빼고, 여기에 법인세비용을 차감하여 산출된다. 순이익은 기업이 한 회계기간 동안 실제로 벌어들인 이익이라는 뜻으로 당기순이익이라고 하기도 한다. 당기순이익을 통해 해당 기간 기업이 사용한 비용을 제외하고도 얼마만큼의 순이익을 창출하였는지를 알 수 있다.

신약의 매출원가

기술가치평가에서 수익성을 판단할 때, 가장 기본이자 중요한 요소 중 하나는 바로 매출원가다. 이는 신약 기술이 상업화되었을 때, 실제로 제품을 생산하고 시장에 공급하는 데 얼마나 비용이 드는지를 나타낸다.

하지만 아직 제품화되지 않은 기술의 매출원가를 정확히 계산하는 것은 쉬운 일이 아니다. 실무적으로는 다음의 세 가지 방법이 주로 사용된다.

① 제품의 매출원가를 직접 산정하는 방법

직접 산정 방식은 제품 하나를 생산하는 데 들어가는 비용을 항목별로 분석하고, 이를 모두 합산해 매출원가를 계산하는 방법이다. 재료비는 물론, 공정에 투입되는 인력의 인건비, 기계 운용에 필요한 전기나 유지관리비, 폐기물 처리비, 품질관리비, 포장과 물류비용 등을 포함한다. 신약은 일반적인 공산품보다 훨씬 정교하고 복잡한 생산 과정을 거치기 때문에, 이 모든 과정이 원가에 큰 영향을 미친다.

이러한 직접 산정 방식은 매우 정밀하고 설득력 있는 결과를 도출할 수 있다. 그러나 기술가치평가를 하는 시점에서는 아직 생산 공정이 확립되지 않은 경우가 많아 정보가 부족하여 적용에 한계가 있다. 예를 들어 임상 단계에 있는 기술은 상업 생산이 시작되지 않았기 때문에 제조 설비, 생산 수율, 원료 단가 등을 명확히 파악하기 어렵다. 이러한 제약 때문에 직접 산정 방식은 가능할 때에만 제한적으로 사용된다고 할 수 있다.

② 기업의 과거 매출원가 정보를 사용하는 방법

매출원가의 직접 산정이 어려운 경우, 기술을 보유한 기업의 과거 매출원가 데이터를 활용하는 방법이 있다. 이는 특히 해당 기업이 과거에 유사한 기술을 개발하거나 유사한 제품을 판매한 경험이 있는 경우에 유용하다. 이 방법의 장점은 현실적인 수치를 바탕으로 비교적 빠르게 추정할 수 있다는 점이다. 평가 대상 기업이 실제로 생산과 판매를 경험한 기업이라면, 그 데이터를 그대로 활용하거나 조정하여 신약 기술에 적용하는 것이 가능하다.

이 방식이 효과적으로 작동하려면 일정 수준의 유사성이 있어야 한다는 조건이 필요하다. 가장 중요한 것은 평가 대상 기술과 기업의 과거 추진해 온 사업 사이에 매출원가율에 영향을 미치는 요소에 있어서 유사성이 있어야 한다. 예를 들어 과거 기업이 추진해왔던 사업이 합성의약품인데, 평가 대상 기술이 주사형 바이오의약품이라면, 단순히 과거의 매출원가율만을 근거로 삼기는 어렵다.

실제로 국내 제약기업이 추진하고 있는 신약개발 프로젝트의 가치평가를 할 때 어떤 매출원가율을 적용해야 하느냐는 흔히 발생하는 이슈이다. 제네릭이 전체 매출의 상당부분을 차지하고 있는 국내 제약기업의 경우 매출원가율은 평균 50%가 넘는다. 간혹 국내 제약기업이 추진하고 있는 신약개발 프로젝트에 대해 해당 제약기업의 50% 수준의 매출원가율을 적용하는 경우를 볼 수 있었는데, 이는 타당한 방법이 아니다. 일반적인 신약 사업 부분의 매출원가율은 제네릭 사업의 매출원가율에 비해 훨씬 낮으므로, 신약개발 가치평가에서 제네릭 사업의 매출원가율을 적용할 수는 없다. 기업의 과거 매출원가정보를 사용하는 경우 사업의 특성에 맞는 매출원가율 정보인가에 대해서 검토가 꼭 필요하다.

또한 과거 매출원가 정보가 어떤 사업 단계에서 도출된 것인지도 중요하다. 제품 시판 초기에는 생산 효율성이 낮거나 수요 예측이 불확실해 원가율이 높을 수 있으며, 사업 구조가 바뀌거나 공정이 변경된 경우에는 원가 구조 역시 달라질 수 있다. 따라서 기업의 과거 정보를 활용할 때는, 단순 수치가 아닌 사업의 특성과 당시의 맥락을 함께 검토해야 한다.

③ 산업 벤치마크를 사용하는 방법

가장 널리 사용되는 방식은 산업 평균 매출원가율을 벤치마크 기준으로 추정하는 방법이다. 이 방식은 평가 대상 기술과 유사한 기술을 보유한 기업들의 평균적인 매출원가율을 참고하여, 특정 신약 기술의 매출원가를 매출 대비 일정 비율로 계산하는 방식이다. 이 방법은 불확실한 요인에 대한 가정을 줄여 계산을 더 간편하게 만들고, 협상 당사자가 유사한 사례를 참고하여 공통된 기준을 설정하는 데 도움을 준다.

매출원가에 대한 산업 벤치마크 정보를 사용할 때 주의해야 할 것은 제네릭과 신약의 매출원가율은 크게 다르다는 점이다. 글로벌 시장에서 제네릭 기업의 평균적인 매출원가율은 50% 내외이다. 한국에서 제네릭이 주된 매출을 차지하는 국내기업의 매출원가율도 50% 수준이다. 따라서 신약의 매출원가를 추정할 때 제네릭 산업의 매출원가율을 적용하지 않도록 주의하는 것이 필요하다.

신약 기업들의 매출원가율에 대해서는 여러 자료가 있다. 2008년 한 논문에서 합성 신약은 26%, 바이오 신약은 14%의 매출원가율을

하나의 신약만 판매하고 있는 기업의 매출원가율

회사명	제품명	분자 유형	연도	매출원가율
Aegerion	Juxtapid	Small molecule	2013 – 2014	10%
Agios Pharma	Tibsovo & Idhifa	Small molecule	2018 – 2029	12%
Akcea Therapeutics	Tegsedi	Biologic (antisense)	2018 – 2019	10%
Alexion Pharma	Soliris	Biologic	2007 – 2010	11%
Alexion Pharma	Soliris	Biologic	2015 – 2017	17%
AMAG Pharma	Feraheme	Small molecule	2014 – 2015	12%
Amarin	Vascepa	Small molecule	2013 – 2014	42%
Amarin	Vascepa	Small molecule	2017 – 2019	24%
Ariad	Iclusig	Small molecule	2013 – 2014	15%
BioMarin	Aldurazyme	Biologic	2004 – 2006	20%
bluebird bio	Kymriah	Biologic (cell therapy)	2017 – 2019	40%
Clovis Oncology	Rubraca	Small molecule	2017 – 2019	23%
Flexion Therap	Zilretta	Small molecule	2018 – 2019	22%
The Medicines Company	Angiomax	Small molecule	2001 – 2004	22%
Optimer	Dificid	Small molecule	2011 – 2012	8%
PTC Therapeutics	Emflaza	Small molecule	2019	16%
Regeneron	Arcalyst	Biologic	2008 – 2011	10%
Santhera Pharma	Catena	Small molecule	2015 – 2019	17%
Seattle Genetics	Adcetris	Biologic	2011 – 2014	9%
Spark Therapeutics	Luxturna	Biologic (gene therapy)	2018 – 2019	10%
Stemline Therapeutics	Elzonris	Biologic	2018 – 2019	11%
Vertex	Incivek	Small molecule	2011 – 2014	11%
Vivus	Qsymia	Small molecule	2012 – 2014	35%
전체평균 (n=23)				17.6%
합성의약품 평균 (n=14)				19.1%
바이오의약품 평균 (n=9)				15.3%

출처: Thornblad, T., et al. (2021). Biotech Valuation, MSC strategy.
David, F. S., et al. (2017). Guide to Biotech Forecasting and Valuation, Pharmagellan.

보고하고 있다.[1] 최근 2020년 JAMA의 논문에서 상위 35개 글로벌 제약기업의 매출원가율을 23.5%로 보고하고 있다.[2] 이러한 논문과 보고서 외에도 국내외 상장기업의 재무정보를 제공하는 데이터베이스를 이용하면, 관련 기업 및 산업의 매출원가율을 쉽게 구할 수 있다.

더 정밀한 벤치마크를 활용하고자 할 경우, 하나의 신약만으로 사업을 운영하고 있는 바이오벤처 기업들의 데이터를 참고하는 방법이 있다. 이러한 기업은 특정 제품의 원가율이 재무제표 전체에 그대로 반영되므로, 실제 신약의 매출원가율을 가늠하는 데 유용하다.

필자가 MSC Strategy의 「Biotech Valuation」[3]과 Pharmagellan의 「Biotech Forecasting and Valuation」[4]에서 소개된 23개 기업을 분석해 보면, 합성 신약 기업의 평균 매출원가율은 약 19.1%, 바이오 신약 기업은 평균 15.3%로 나타났다. 일반적으로 바이오 신약이 합성 신약보다 약간 낮은 원가율을 보이는 경향이 있다.

기술가치평가에서는 이러한 산업 평균 매출원가율을 활용하거나 평가 대상 신약의 매출 원가 구조가 유사할 것으로 기대되는 기업들의 매출원가율 정보를 활용하여 매출원가를 산정하게 된다. 특별한 경우가 아니라면 신약의 경우 15~25% 정도의 매출원가율을 기대할 수 있을 것이다. 혁신적 제품으로 높은 가격을 받을 것으로 예상된다면, 매출원가율을 더 낮게 설정할 수 있을 것이다. 반면, 제조비용이 많이 소요되는 경우라면, 매출원가율을 더 높게 설정해야 할 것이다.

신약의 판매관리비

신약개발 기술의 상업적 가치를 평가할 때, 판매관리비를 어떻게 추정하느냐는 수익성 판단에 큰 영향을 준다. 판매관리비는 제품이 시장에 출시된 이후 실제 운영에 필요한 비용 전반을 포괄하는 항목으로, 판매 인력의 인건비는 물론 본사 운영비, 마케팅 캠페인 비용까지 포함된다.

① 판매관리비를 직접 산정하는 방법

이 방법은 상업화 계획을 바탕으로, 실제 어떤 인력이 필요하고, 어떤 마케팅 활동이 이루어지며, 회사 운영에 어떤 비용이 드는지를 항목별로 쌓아올리듯 계산하는 것이다. 세부 원가 기반 직접 산정 방식이라고도 한다.

먼저, 신약을 직접 병원에 알리고 의사들에게 소개할 영업사원이 필요하다. 예를 들어 미국에서 특정 질병을 치료하는 신약을 출시할 계획이라면, 그 질병을 전문으로 하는 의사가 약 3,000명 있다고 가정할 수 있다. 한 명의 영업사원이 150명의 의사를 담당할 수 있다면, 총 20명의 영업 인력이 필요하다. 미국에서 제약회사 영업사원의 평균 연간 비용은 인건비, 출장비, 교육비 등을 포함해 약 15만 달러 정도로 추정된다고 하면, 영업 인력에 연간 약 300만 달러의 비용이 든다.

회사를 운영하려면 영업 외에도 여러 관리 인력이 필요하다. 예를 들어 대표이사, 재무 담당자, 인사 담당자, 법률 자문 인력 등이다. 이런 운영 인력의 연봉과 사무실 운영비 등이 포함된다.

신약을 알리기 위한 마케팅 활동도 중요한 부분이다. 브랜드 이미지 만들기, 의료 학회에서의 홍보, 광고, 디지털 콘텐츠 제작, 주요 의료 전문가들과의 협업 등이 여기에 포함된다.

이처럼 항목별로 하나하나 직접 계산해보면, 단순한 평균 비율로는 알 수 없는 현실적인 비용 구조를 파악할 수 있다. 다만, 실무에서는 이처럼 높은 수준의 정밀한 가정이 항상 필요한 것은 아니다. 따라서 평가 대상 기술의 상업화 시점이나 협상 상대에 따라, 어떤 수준의 정보가 필요한지 현실적으로 판단하고 적용하는 것이 바람직하다.

② 산업 벤치마크를 사용하는 방법

판매관리비의 예측도 산업평균의 수치 또는 유사한 사업을 운영하는 기업의 판관비율 수치를 활용하여 판매관리비를 예측하게 된다. 이는 업계 벤치마크 데이터를 기반으로 신약의 예상 매출에 일정 비율을 곱해 SG&A 비용을 계산하는 간단하면서도 실무에서 널리 사용되는 방식이다.

판매관리비는 영업과 마케팅과 관련된 비용 뿐만 아니라 사업개발, 규제대응, 마켓엑세스 등 경영 운영에 필수적인 모든 비용이 포함된다. 따라서 판매관리비 항목에 R&D 비용, 감가상각비가 포함되어 보고되는 경우도 있으니, 주의해서 해석하여야 한다.

제약산업에 대해서 R&D 비용, 감가상각비를 별도로 분리해서 보고하고 있는 맥킨지 보고서에 따르면 판매관리비(SG&A) 비율은 2020년 대형제약기업 25%, 바이오기업 22%로 보고하고 있다. 2020년 JAMA의 논문에서도 상위 35개 제약기업의 판매관리비 비율은 28.2%로 비슷한 수치로 보고되고 있다.[5]

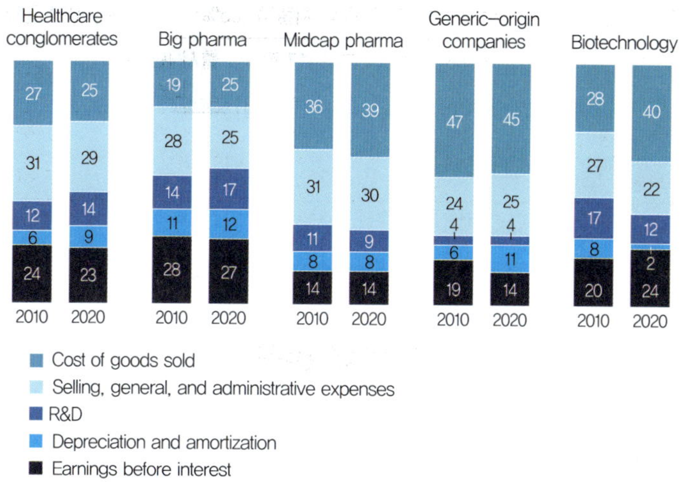

글로벌 제약기업 매출의 비용 구조

출처: Amberg et al. (2022). McKinsey & Company

신약의 출시비용(Launch Cost)

신약을 출시하기 위해서는 시판 전에 준비가 필요하다. 맥킨지 보고서에 따르면 2년에서 3년 전부터 신약출시를 위한 준비가 필요한 것으로 보고 있다. 여기에는 영업 조직, 마케팅, 규제 대응, 제조품질 관리 등의 비용이 포함된다.

최초로 신약을 시판한 이른바 'first-time launcher' 기업을 대상으로 신약 시판의 출시비용을 조사한 맥킨지 보고서에 따르면, 첫 출시를 진행하는 기업들은 평균적으로 출시 전 2~3년간 매년 80백만~100백만 달러를 판관비(SG&A)를 지출하는 것으로 나타났다.[6] 상업적으로 성공한 신약은 그렇지 않은 신약보다 더 많은 출시비용의 투자가 필요했다.

최초로 신약을 시판한 기업의 시판 전 판관비 지출액 (25%~75% 수치, 백만 달러)

연도	출시 3년 전 L-3	출시 2년 전 L-2	출시 1년 전 L-1	출시
상업적 성공(n=13)	9~21	10~33	21~91	40~253
보통(n=35)	12~24	19~33	29~71	57~161

법인세 비용

법인세 비용

법인세란 기업이 일정 기간 동안 발생한 소득에 대해 국가에 납부하는 세금이다. 개인이 내는 소득세와 유사하지만, 기업이 법적 주체로서 내는 세금이라는 점에서 차이가 있다. 사업을 통해 이익이 발생한다면 법인세 비용을 피할 수 없다. 특별히 세전(Pre-tax) 기준의 평가가 요구되는 경우를 제외하고는 법인세 비용을 반영해야 한다.

법인세율은 국가마다 다르다. 많은 신약이 미국에서 사업화되므로 미국에서의 세금을 피할 수 없는데, 현재 미국의 법인세율은 단일세율(flat rate)로 21%이다. 2017년까지는 미국의 법인세율은 누진세율 구조로 최대 35%이었으나, "Tax Cuts and Jobs Act(TCJA)" 법에 따라 2018년 1월 1일부터 21%로 인하되었다. 유럽 의약품 시장의 주요국가인 EU 5 국가의 법인세율은 25~30% 수준이다. 영국 25%, 프랑스 25.8%, 독일 29.9%, 이탈리아 27.8%, 스페인 25%이다. 참고로 한국의 법인세율은 누진세율 구조로 최대 26.5%이다.

신약을 사업화에 따른 법인세 비용은 각국의 규정에 따라 보고한 이익에 해당 국가의 법인세율을 적용하여 산출할 수 있을 것이다. 그러나 기술가치평가를 하는 시점에서 각 국가별 사업 형태, 매출액과 이익 등이 확정되어 있지 않기 때문에 각 국가별 법인세율을 고려하여 산출하는 것이 어렵다. 미국에서의 매출의 절반 이상의 비중이고 대부분의 사업이 미국에서 진행되는 경우가 많기 때문에 기술가치평가에서는 미국의 법인세율을 대표로 사용한다.

앞에서 살펴본 것처럼 법적으로 정해진 세율을 명목세율(nominal tax rate)이라고 한다. 그런데, 기업이 실제 지불하는 세금은 명목세율을 적용한 금액과 동일하지 않다. 조세 공제, 감면, 결손금 이월, 연구개발 세액공제 등이 있어 실제 지불하는 세금은 더 적은 경우가 많다. 이러한 세율을 실효세율(effective tax rate)라고 한다.

만약 특정 기업이 지속적으로 낮은 세율을 적용받을 수 있는 구조라면 실효세율을 적용하는 것을 고려할 수도 있다. 그러나 기본적으로 가치평가에서는 명목세율을 적용하는 것이 일반적이다.

매출원가나 판매관리비와는 다르게 법인세율은 매출액에 곱하는 것이 아니다. 법인세 비용은 영업이익에 법인세율을 곱하여 산출한다.

가치평가를 위한 현금흐름의 계산

기술로부터 발생하는 미래 현금흐름을 적절한 할인율로 할인하여 현재가치를 계산하는 것이 기술가치평가라고 하였다. 여기에서 현금흐름이라는 것은 기술을 사업화하는 과정에서 지출한 현금유출과 획득한 현금유입의 차액을 말한다. 현금유입은 매출액 등에 의한 수익들을 말하며, 현금유출에는 매출원가, 판관비, 법인세 등이 포함된다. 현금흐름에 대해서는 시간에 따른 할인율을 적용해야 하기 때문에, 현금흐름은 연도별로 산출되게 된다. 가치평가를 위한 현금흐름을 계산하기 위해서는 우선 세후영업이익, 영업현금흐름, 잉여현금흐름의 개념을 이해하는 것이 필요하다.

① 세후영업이익(NOPLAT)

세후영업이익(Net Operating Profit Less Adjusted Taxes)은 기업이 본업을 통해 벌어들인 이익에서 세금을 뺀 실제 수익을 뜻한다.

세후영업이익(NOPLAT) = 영업이익 × (1 − 법인세율)

이 수치는 금융비용이나 일회성 이익 같은 본업과 직접 관련 없는 항목은 제외하고 계산되기 때문에, 기업이 본업으로 얼마나 돈을 잘 벌고 있는지를 보여준다. 쉽게 말해, 회사를 운영하면서 벌어들인 '진짜 이익'을 세금까지 반영해 파악하는 개념이다. 그래서 이 수치는 기업의 가치를 평가할 때나, 그 회사가 얼마나 경제적인 가치를 만들어내는지를 판단할 때 자주 쓰인다.

이 책의 6장에서의 매출 예측 예시를 바탕으로 세후영업이익을 계산해 보자. 시판되었을 때 매출원가율은 20%, 판관비율 25%, 법인세율 21%가 된다고 가정하자. 매출원가는 매출액에 매출원가율 20%를 곱하여 계산된다. 마찬가지로 판관비는 판관비율 25%를 곱하여 계산된다. 매출액에서 매출원가와 판관비를 차감하면, 영업이익이 계산된다. 법인세 비용은 영업이익에 법인세율 21%를 곱하여 계산된다.

영업이익에서 법인세 비용까지 차감하고 나면 세후영업이익(NOPLAT)이 계산된다.

세후영업이익의 계산

연도	1차 년도	2차 년도	3차 년도	4차 년도	5차 년도	6차 년도	7차 년도	8차 년도	9차 년도	10차 년도	11차 년도	12차 년도	13차 년도	14차 년도
매출액	10	29	55	72	84	95	95	95	95	41	32	27	23	19
매출원가	2.0	5.8	11.0	14.4	16.8	19.0	19.0	19.0	19.0	8.2	6.4	5.4	4.6	3.8
판관비	2.5	7.3	13.8	18.0	21.0	23.8	23.8	23.8	23.8	10.3	8.0	6.8	5.8	4.8
영업이익	5.5	16.0	30.3	39.6	46.2	52.3	52.3	52.3	52.3	22.6	17.6	14.9	12.7	10.5
법인세비용	1.2	3.3	6.4	8.3	9.7	11.0	11.0	11.0	11.0	4.7	3.7	3.1	2.7	2.2
세후영업이익	4.3	12.6	23.9	31.3	36.5	41.3	41.3	41.3	41.3	17.8	13.9	11.7	10.0	8.3

② 영업현금흐름(OCF)

기술가치평가에서는 이익 수치가 아닌 현금흐름을 사용하는 경우가 많다. 이는 영업이익, 순이익 등과 같은 회계적 이익은 감가상각비 등과 같은 비현금성 비용이 포함되어 실제 현금흐름을 반영하지 못하는 경우가 많기 때문에 이를 조정하는 것이다. 현금흐름은 실제로 기업에 유입되거나 유출되는 현금을 기반으로 하므로 기술자산의 경제적 가치를 측정하는데 더 적합하다.

기업의 현금흐름은 영업활동, 투자활동, 재무활동을 통해 발생할 수 있는데, 이중 영업현금흐름(Operating Cash Flow)은 기업의 영업활동을 통해 실제로 창출된 현금의 흐름을 의미한다. 현금흐름표 상의 영업현금흐름은 당기순이익에 감가상각비 등 비현금성 비용, 이자비용을 더하고 매출채권, 재고, 매입채무 등 운전자본의 변동을 반영하는 수치이다. 그러나 재무적 가치평가를 하는 경우에는 이자비용은 자본비용에서 고려하고, 운전자본의 변동은 따로 고려하는 입장이기 때문에, 가치평가에서의 영업현금흐름(OCF)은 세후영업이익에 감가상각비를 더한 것으로 계산된다.

영업현금흐름(OCF) = 세후영업이익(NOPLAT) + 감가상각비

앞의 세후영업이익을 계산한 예시에서 감가상각비를 더해주면, 영업현금흐름을 계산할 수 있다. 여기서 감가상각비는 매년 1백만달러씩 14년동안 동일한 금액이 있을 것으로 가정하였다.

영업현금흐름의 계산

연도	1차 년도	2차 년도	3차 년도	4차 년도	5차 년도	6차 년도	7차 년도	8차 년도	9차 년도	10차 년도	11차 년도	12차 년도	13차 년도	14차 년도
매출액	10	29	55	72	84	95	95	95	95	41	32	27	23	19
매출원가	2.0	5.8	11.0	14.4	16.8	19.0	19.0	19.0	19.0	8.2	6.4	5.4	4.6	3.8
판관비	2.5	7.3	13.8	18.0	21.0	23.8	23.8	23.8	23.8	10.3	8.0	6.8	5.8	4.8
영업이익	5.5	16.0	30.3	39.6	46.2	52.3	52.3	52.3	52.3	22.6	17.6	14.9	12.7	10.5
법인세비용	1.2	3.3	6.4	8.3	9.7	11.0	11.0	11.0	11.0	4.7	3.7	3.1	2.7	2.2
세후영업이익	4.3	12.6	23.9	31.3	36.5	41.3	41.3	41.3	41.3	17.8	13.9	11.7	10.0	8.3
감가상각비	1.0	1.0	1.0	1.0	1.0	1.0	1.0	1.0	1.0	1.0	1.0	1.0	1.0	1.0
영업현금흐름	5.3	13.6	24.9	32.3	37.5	42.3	42.3	42.3	42.3	18.8	14.9	12.7	11.0	9.3

그러나 신약의 매출에서 감가상각비가 차지하는 비중은 일반적으로 매우 낮은 편이며, 감가상각비를 정확히 예측하는 것이 어렵다. 감가상각비를 추정하는 과정에서 생길 수 있는 가정 오류(내용연수, 자산가치, 회계정책 등)는 결과적으로 전체 가치평가의 신뢰도를 떨어뜨릴

수 있다. 오히려 이를 생략하고 보수적 가정 하에 모델을 구성하는 것이 신약과 같이 불확실성이 큰 기술에는 더 적합하다.

따라서, 많은 가치평가 실무에서는 예상매출에 벤치마크 매출원가율, 판관비율, 법인세율을 적용하여 세후영업이익을 계산한 후, 이를 감가상각 조정 없이 현금흐름의 근사치로 활용하는 방식을 채택한다.

③ 잉여현금흐름(FCF)

영업현금흐름은 기업이 본업을 통해 벌어들인 현금 전체를 의미하지만, 잉여현금흐름은 여기에서 설비투자비용과 재고나 매출채권 증가 등 운전자본 증가분과 같은 필수 지출을 뺀 후의 남은 금액이다. 잉여현금흐름(Free Cash Flow)에서 "Free"라는 단어가 들어간 것은 이 현금이 기업이 본업을 유지하고 성장시키기 위해 반드시 필요한 지출을 모두 충당한 후에도 '자유롭게 사용할 수 있는' 현금이라는 의미이다.

따라서, 재무적 가치평가에서는 영업현금흐름에 자본적지출, 순운전자본증가를 차감하여, 실질적으로 기업에 가져다줄 수 있는 현금흐름인 잉여현금흐름(Free Cash Flow) 수치를 많이 사용한다. 운전자본(Working Capital)이란 기업이 제품을 만들고 팔 때까지의 사이에 묶여 있는 운용 자금으로 매출채권, 재고자산과 매입채무 등이 해당된다.

잉여현금흐름(FCF) = 영업현금흐름(OCF) − 자본적지출 − 순운전자본증가

앞에서의 예시에서 설비투자비용과 같은 자본적 지출이 14백만 달러가 있었고, 매출액 대비 운전자본의 비율인 운전자본소요율이 3% 라고 가정했을 때 다음의 표와 같이 잉여현금흐름이 계산된다.

잉여현금흐름의 계산

연도	1차 년도	2차 년도	3차 년도	4차 년도	5차 년도	6차 년도	7차 년도	8차 년도	9차 년도	10차 년도	11차 년도	12차 년도	13차 년도	14차 년도
매출액	10	29	55	72	84	95	95	95	95	41	32	27	23	19
매출원가	2.0	5.8	11.0	14.4	16.8	19.0	19.0	19.0	19.0	8.2	6.4	5.4	4.6	3.8
판관비	2.5	7.3	13.8	18.0	21.0	23.8	23.8	23.8	23.8	10.3	8.0	6.8	5.8	4.8
영업이익	5.5	16.0	30.3	39.6	46.2	52.3	52.3	52.3	52.3	22.6	17.6	14.9	12.7	10.5
법인세비용	1.2	3.3	6.4	8.3	9.7	11.0	11.0	11.0	11.0	4.7	3.7	3.1	2.7	2.2
세후영업이익	4.3	12.6	23.9	31.3	36.5	41.3	41.3	41.3	41.3	17.8	13.9	11.7	10.0	8.3
감가상각비	1.0	1.0	1.0	1.0	1.0	1.0	1.0	1.0	1.0	1.0	1.0	1.0	1.0	1.0
영업현금흐름	5.3	13.6	24.9	32.3	37.5	42.3	42.3	42.3	42.3	18.8	14.9	12.7	11.0	9.3
자본적지출	14.0	–	–	–	–	–	–	–	–	–	–	–	–	–
순운전자본증가	0.3	0.9	1.7	2.2	2.5	2.9	2.9	2.9	2.9	1.2	1.0	0.8	0.7	0.6
잉여현금흐름	–9.0	12.7	23.2	30.1	35.0	39.4	39.4	39.4	39.4	17.6	13.9	11.9	10.3	8.7

잉여현금흐름이 재무적 가치평가 관점에서는 적합한 수치이나, 실제 신약개발의 가치평가에서는 적용이 쉽지 않다. 신약개발의 매출에서 운전자본의 비율은 일반 제조업이나 유통업에 비해 매우 낮은 편이며, 또한 이를 정확히 추정하는 것이 어렵기 때문에 운전자본 변동에 따른 현금흐름 조정을 생략하거나 보수적으로 가정하는 경우가 많다.

반면, 신약의 사업화에 필수적인 설비투자 비용과 같이 자본적 지출이 있는 경우에는 별도로 직접 추정을 하여 현금흐름에 반영하는 것이 바람직하다. 이에 대해서는 4장 제조관련비용에서 설명한 바와 같다.

1 Basu, P., Joglekar, G., Rai, S., Suresh, P., & Vernon, J. (2008). Analysis of manufacturing costs in pharmaceutical companies. Journal of Pharmaceutical Innovation, 3, 30–40.

2 Ledley, F. D., McCoy, S. S., Vaughan, G., & Cleary, E. G. (2020). Profitability of large pharma-ceutical companies compared with other large public companies. JAMA, 323(9), 834–843.

3 Thornblad, T., et al. (2021) Biotech Valuation – a playbook for dealmakers, MSC strategy

4 David, F. S., et al. (2017) The Pharmagellan Guide to Biotech Forecasting and Valuation, Pharmagellan

5 Amberg, C., et al. (2022). How life sciences companies excel in large transformations. McK-insey & Company

6 Harputlugil, E., et al. (2024). Priming biotech first-time launchers to compete with established players. McKinsey & Company

8장

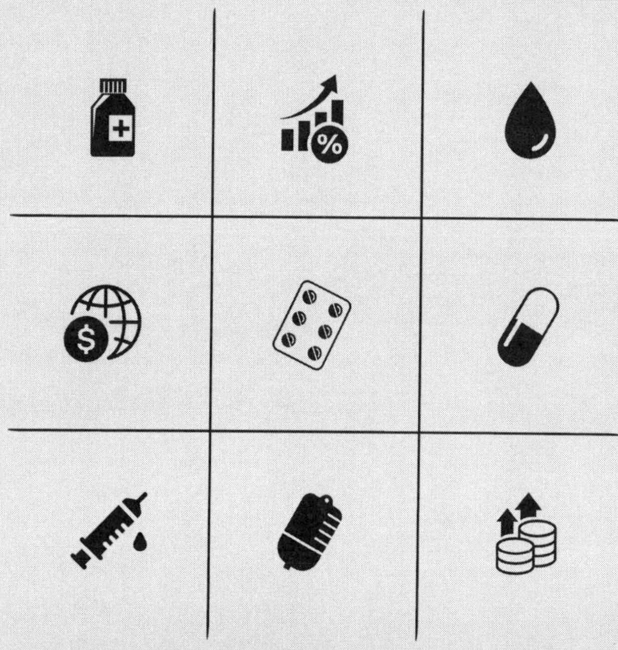

할인율

할인율의 개념

할인율을 적용하는 이유

기술가치평가는 단순히 미래에 예상되는 현금흐름을 그대로 제시하지 않고, 이를 현재 시점의 가치로 환산하여 보여준다. 이처럼 미래의 현금흐름을 현재 가치로 바꾸는 과정을 '할인'이라고 하며, 이때 적용하는 환산 비율을 '할인율(discount rate)'이라고 한다.

미래의 현금흐름을 현재 가치로 환산해야 하는 이유는, 미래의 돈과 현재의 돈이 동일한 가치를 지니지 않기 때문이다. 화폐의 시간가치는 '시간이 지남에 따라 돈의 가치는 변한다'는 것을 말한다. 예를 들어, 1년 후 받을 100달러의 현재 가치는 오늘 받는 100달러보다 낮다. 만약 한 사람이 1년 후 100달러를 받을 약속을 95달러에 팔 의향이 있다면, 이는 화폐의 시간가치가 반영된 결과다. 같은 100달러라도 2년 후에 받을 경우, 현재 가치가 더 낮아진다. 이는 현재의 돈은 즉시 투자되어 수익을 창출할 수 있지만, 미래의 돈은 그만큼의 기회를 제공하지 않기 때문이다.

그런데, 할인율은 화폐의 시간 가치뿐만 아니라 현금흐름에 내재된 위험도 함께 반영한다. 예를 들어, 1년 후에 100달러를 지급하겠다는 약속이 담긴 증서를 은행이 발행하고 현재 95달러에 팔고 있다고 할 때, 5달러 할인이 은행예금 금리와 유사하다면 거래가 될 것이다. 반면, 똑같은 조건의 증서가 벤처기업에 의해 발행되었다면, 아마도 은행과 같은 조건인 95달러에 거래되기는 어려울 것이다. 할인폭이 더 커야만 거래가 이루어질 것이다. 더 큰 할인폭을 기대하는 이유는 벤처기업의 자금지급 불확실성이 있기 때문이다.

이처럼 할인율은 투자 및 수익의 현금흐름에서 화폐의 시간적 가치만을 반영하는 것이 아니라, 현금흐름에 내재된 불확실성과 위험도 함께 반영하는 요소라고 할 수 있다.

사회적 할인율과 재무적 할인율

할인율은 크게 사회적 할인율과 재무적 할인율, 두 가지로 나눌 수 있다. 사회적 할인율은 주로 공공투자사업의 경제적 타당성을 평가할 때 사용된다. 공공사업의 타당성 분석은 해당 사업의 시행을 통해 발생하는 편익이 비용에 비해 충분한지를 판단하는 과정이다.

공공투자사업은 정부가 직접 투자하고 미래의 편익을 더 중요하게 고려하기 때문에 적용되는 할인율도 민간사업보다 낮은 수준으로 설정된다. 예를 들어, 의약품의 급여 여부와 가격을 결정하기 위한 의약품경제성평가에서, 건강보험 재정 투자의 비용 효과성을 분석할 때 적용하는 할인율이 대표적인 사회적 할인율에 해당한다.

반면, 재무적 할인율은 수익성 중심의 판단을 위해 사용되는 할인율이다. 이는 영리를 추구하는 민간기업이 투자안의 재무적 타당성을 검토할 때 적용된다. 민간기업은 특정 사업에 투자할 경우, 그 투자로부터 기대되는 수익이 자본투자 대비 충분한지를 분석하며, 이때

사회적 할인율과 재무적 할인율

구분	사회적 할인율	재무적 할인율
적용 대상	공공투자사업	민간투자사업
평가 내용	경제적 타당성 평가	재무적 타당성 평가
평가 관점	국민 경제적 입장	개별 사업 주체의 입장
포함 내용	시간선호율	시장이자율, 사업위험 등

사용하는 할인율이 바로 재무적 할인율이다. 기술가치평가에서도 이러한 재무적 할인율 개념을 기반으로 한다.

재무적 할인율은 투자자금의 조달 방식과 그 성격을 반영한다. 기업이 외부에서 자금을 차입해 투자하는 경우, 할인율은 차입금에 대한 이자율이 된다. 반면, 주식을 발행하여 조달한 자본으로 투자하는 경우에는 투자자들이 기대하는 수익률은 할인율이 된다.

가중평균자본비용(WACC)

기업이 자본을 조달하는 데에는 반드시 비용이 발생한다. 이는 자본을 제공한 투자자나 채권자에게 일정한 대가를 지급해야 하기 때문이다. 자본비용이란 이러한 자본 사용에 대한 대가를 의미하며, 투자자와 채권자가 요구하는 최소한의 수익률, 즉 '요구수익률'이라 할 수 있다. 기업이 이 요구수익률을 충족하지 못하면 자금을 유치하기 어렵고, 이는 곧 기업의 성장과 지속 가능성에도 부정적인 영향을 미친다. 따라서 자본비용은 기업 입장에서 달성해야 할 최소한의 목표수익률이 된다.

기업이 자본을 조달하는 주요 방법에는 두 가지가 있다. 첫째는 주식을 발행하여 조달하는 자기자본, 둘째는 회사채 발행이나 은행 대출을 통해 조달하는 타인자본이다. 일반적으로 대부분의 기업은 이 두 가지 자본을 혼합하여 자금을 조달하므로 자본비용을 계산할 때는 이 두 자본의 비용을 각각 비중에 따라 가중평균하여 산출한다. 이를 '가중평균자본비용(Weighted Average Cost of Capital, WACC)'이라 한다.

예를 들어, 한 기업의 전체 자본 중 자기자본이 60%, 타인자본이 40%를 차지하며, 자기자본비용이 10%, 타인자본비용이 5%일 경우,

법인세를 고려하지 않은 WACC는 다음과 같이 계산된다.

$$\text{WACC} = 0.6 \times 10\% + 0.4 \times 5\% = 8\%$$

그러나 타인자본에 대해 지불하는 이자비용은 법인세 계산 시 비용으로 인정되므로, 이에 대해 세금을 부담하지 않는다. 즉, 타인자본비용은 법인세율을 반영해 낮아진다. 예를 들어, 타인자본비용이 5%, 법인세율이 20%라면, 세후 타인자본비용은 $5\% \times (1-0.2) = 4\%$가 된다. 따라서 법인세를 고려한 WACC는 다음과 같은 식으로 계산된다.

$$\text{WACC} = \text{자기자본비중} \times \text{자기자본비용} + \text{타인자본비중} \times \text{타인자본비용} \times (1 - \text{법인세율})$$

타인자본비용은 회사채나 은행대출 등 실제 차입 내역에 따라 지급한 이자율을 기준으로 산정하며, 이자율이 서로 다른 차입금이 혼재된 경우에는 차입금 비중에 따라 가중평균 방식으로 계산한다.

한편, 자기자본비용은 타인자본비용에 비해 계산이 간단하지 않다. 투자자가 해당 기업에 투자함으로써 기대하는 수익률을 추정해야 하기 때문이다. 자기자본비용을 계산하는 가장 대표적인 방법은 자본자산가격결정모형(Capital Asset Pricing Model, CAPM)이다. 이 모형은 자산의 가치평가를 비롯한 재무관리 전반에서 널리 활용되고 있다.

자본자산가격결정모형(CAPM)

자기자본비용을 산정하는 대표적인 방법인 자본자산가격결정모형(CAPM)은 투자위험과 기대수익률 간의 관계를 설명하는 이론이다. 이 모형에 따르면, 투자자가 기대하는 수익률은 해당 투자에 내재된 위험의 정도와 밀접한 관련이 있다.

자본비용은 투자자가 자본을 제공한 대가로서 요구하는 기대수익률로 볼 수 있으며, 이는 일반적으로 무위험수익률에 투자위험을 반영한 위험수익률을 더한 형태로 나타낸다.

$$\text{자기자본비용} = \text{무위험수익률} + \text{위험수익률}$$

무위험수익률은 디폴트(부도)의 위험이 없는 자산의 수익률을 의미하며, 보통 국고채 수익률이 이에 해당한다. 반면 위험수익률은 시장위험에 대한 보상으로, 아래와 같이 계산된다.

$$\text{위험수익률} = \text{베타} \times (\text{시장수익률} - \text{무위험수익률})$$

여기서 시장수익률은 주식시장 전체의 기대수익률을 의미하며, 시장수익률에서 무위험수익률을 뺀 값을 '시장위험프리미엄'이라 한다. 이 시장위험프리미엄에 자산의 민감도를 나타내는 베타(β)를 곱하면 위험수익률이 산출된다.

베타는 개별 자산의 수익률이 시장 전체 수익률에 얼마나 민감하게 반응하는지를 나타내는 계수다. 예를 들어, 어떤 기업의 베타가 2라면, 해당 주식은 시장의 평균보다 두 배 더 민감하게 반응하는 것으로 해석할 수 있다. 베타는 시장수익률과 주식수익률 간의 시계열 자료를 활용한 회귀분석을 통해 추정된다.

이 모든 요소를 종합하면, 자본자산가격결정모형은 다음과 같은 수식으로 표현된다.

$$자기자본비용 = 무위험수익률 + 베타 \times (시장수익률 - 무위험수익률)$$

예를 들어, 시장 전체의 기대수익률이 12%, 무위험수익률이 2%, 베타가 1.2인 기업이 있다면, 이 기업의 자기자본비용은 다음과 같이 계산된다.

$$자기자본비용 = 2\% + 1.2 \times (12\% - 2\%) = 14\%$$

CAPM은 기대수익률과 위험 간의 관계를 체계적으로 설명하는 균형모형으로서, 주식과 같은 금융자산뿐 아니라 기술자산 등 실물자산의 평가에도 널리 활용된다. 그러나 상장기업의 경우에는 주가 데이터를 통해 베타를 직접 추정할 수 있는 반면, 비상장기업은 시장 데이터가 부족하므로 유사한 상장기업 또는 산업군의 베타 값을 참고해 추정해야 한다.

어떤 할인율을 적용하는가

명목자본비용 vs 실질자본비용

자본비용에는 명목자본비용과 실질자본비용이 있어 할인율을 산정할 때 어떤 자본비용을 사용할지 결정해야 한다. 이 둘의 차이는 인플레이션의 반영 여부에 있다.

명목자본비용(Nominal Cost of Capital)은 인플레이션을 포함한 자본의 기회비용을 의미한다. 실제 시장에서 거래되는 금리나 수익률에 이에 해당한다. 명목자본비용에는 인플레이션에 따른 가치 상승분이 포함되어 있다.

반면, 실질자본비용(Real Cost of Capital)은 인플레이션 효과를 제거한 순수한 수익률이다. 현재의 화폐가치를 기준으로 측정된 할인율로, 인플레이션이 미치는 영향을 고려하지 않고 계산된다. 실질자본비용은 인플레이션 예측이 어렵거나, 분석 대상이 실질 가치로 측정된 현금흐름일 경우 사용된다.

중요한 것은 현금흐름과 할인율의 기준이 반드시 일치해야 한다는 점이다. 명목현금흐름(Nominal Cash Flow)은 미래의 현금흐름에 인플레이션을 반영한 것이다. 반면 현금흐름에 인플레이션을 반영하지 않는 경우를 실질 현금흐름(Real Cash Flow)이라고 한다.

명목 현금흐름에는 명목자본비용을, 실질 현금흐름에는 실질자본비용을 적용해야만 정확한 현재가치를 산출할 수 있다. 이를 혼용할 경우, 인플레이션을 중복 반영하거나 아예 누락하는 것이 된다.

기업의 자본비용 vs 프로젝트의 자본비용

앞서 설명한 가중평균자본비용(WACC)은 기업 전체의 자본 조달 구조와 리스크를 반영한 할인율로, 일반적으로 기업 단위에서 적용된다. 그러나 기술가치평가는 기업이 아닌 특정 기술이나 프로젝트 단위를 평가하는 것이므로, 과연 기업 전체의 자본비용을 그대로 적용해도 되는지에 대한 논의가 필요하다. 이와 관련해 실무에서는 두 가지 상반된 접근이 존재한다.

첫 번째는 기업 전체의 자본비용(Company WACC)을 사용하는 방식이다. 이 접근은 자본비용을 '자본조달의 대가'로 보는 관점에서 출발한다. 즉, 미래 현금흐름을 실현하기 위해 실제 자본을 조달하고 투자할 주체가 누구인가에 따라 할인율을 정해야 한다는 것이다. 예를 들어, 어떤 기술을 보유한 바이오벤처가 대형 제약사에 기술을 라이선싱할 예정이라면, 향후 임상 개발과 제품 상업화를 주도하게 될 대형 제약사의 자본비용을 할인율로 적용하는 것이 타당하다는 주장이다. 즉, 현금흐름의 실현 주체를 기준으로 자본비용을 산정한다는 것이다.

두 번째는 개별 프로젝트의 자본비용(Project WACC)을 사용하는 방식이다. 이는 각 프로젝트가 고유한 리스크를 가지고 있기 때문에, 이를 반영한 개별 자본비용을 추정하여 할인율로 적용해야 한다는 입장이다. 기업 전체의 자본비용은 다양한 사업부나 프로젝트의 평균적인 위험을 반영한 값이기 때문에, 특정 프로젝트의 리스크 수준과 일치하지 않을 수 있다. 예를 들어, 신약개발 프로젝트는 높은 기술적 불확실성과 장기간의 개발 기간 등으로 인해 기업 평균보다 훨씬 높은 리스크를 갖는다. 이러한 프로젝트를 기업 전체의 평균적인 자본비용으로 할인할 경우, 리스크가 과소평가되어 부정확한 가치가 도출될 수 있다. 따라서 개별 프로젝트의 특성과 리스크를 반영한 할인율을 따로 산정해야 한다는 입장이다.

실무에서는 두가지 접근법 모두 혼재되어 사용되고 있다. 일반적으로는 NPV(Net Present Value) 모델에서는 프로젝트 리스크에 상응하는 할인율을 직접 적용하는 것이 바람직하다는 견해가 우세하다. 반면 rNPV(risk-adjusted NPV) 모델에서는 할인율에는 자본조달 비용만 반영하고, 프로젝트별 리스크는 성공확률 등의 가중치로 별도로 반영하기 때문에 기업 전체 자본비용을 그대로 적용해도 무리가 없다고 본다.

NPV와 rNPV의 할인율

NPV 방법과 rNPV 방법은 모두 미래의 현금흐름을 현재가치로 환산하여 자산의 가치를 평가하는 현금흐름할인 기반의 평가 기법이다. 그러나 두 방법은 할인율 적용 방식과 리스크 반영 방식에서 차이를 보인다.

NPV 방법은 평가 시점에서의 전체 리스크를 하나의 높은 할인율로 일괄 반영하는 방식이다. 여기에는 화폐의 시간가치는 물론, 신약개발 중의 실패 가능성, 사업화 리스크 등이 모두 포함된다. 특히 신약개발의 초기 단계에서는 성공 가능성이 매우 낮기 때문에 할인율이 30~50%에 이를 정도로 상당히 높게 설정되기도 한다. 하지만 이 방식은 시간이 지남에 따라 개발 리스크가 줄어드는 점을 할인율에 반영하지 못하는 한계가 있다.

rNPV 방법은 주로 제약·바이오기업에서 많이 사용되며, 할인율은 화폐의 시간가치와 자본조달비용을 중심으로 상대적으로 낮게 설정하고, 연구개발 실패 리스크는 각 단계별 성공확률을 통해 현금흐름 자체에 반영한다. 예를 들어 임상 1상, 2상, 3상, 허가 등 각 단계에 따른 성공확률을 해당 단계의 현금흐름에 곱해 기대값을 구하고, 여기에 할인율을 적용하여 현재가치를 계산한다. 이 방식은 프로젝트가 진전됨에 따라 위험이 점차 감소하는 구조를 보다 정교하게 반영할 수 있다는 장점이 있다. 신약개발과 같은 고위험·장기 프로젝트에서는 rNPV 방식이 리스크를 보다 체계적이고 현실적으로 반영할 수 있어, 기술가치평가에서 점점 더 중요하게 활용되고 있다.

할인율을 정하는 방법

신약개발 기술가치평가에서 할인율은 미래 현금흐름을 현재 가치로 환산하는 데 핵심적인 요소로 작용하며, 기술 고유의 위험도와 자본 조달 환경을 반영하여 신중하게 설정되어야 한다. 다음은 할인율을 정하는 주요 방법들이다.

① 관행적인 할인율을 사용

가장 널리 알려진 관행적 할인율 중 하나는 미국 Tufts대학교의 DiMasi 교수가 2016년에 발표한 연구에서 제시한 10.5%라는 수치다.[1] 이 연구는 신약개발의 R&D 비용을 추정하기 위한 전제로, CAPM을 활용해 명목 자본비용을 먼저 산출한 후, 기대 인플레이션율을 차감해 실질 자본비용을 계산했다. 1994년부터 2010년까지의 실질 자본비용이 9.4~11.8% 범위 내에서 변화한 점을 고려해, 이 범위의 중간값인 10.5%를 대표 자본비용으로 채택했다. 이후 이 수치는 신약개발비용추정 연구 등 다수의 학술 연구에서 사용되면서, 신약개발 자본비용의 대표적 수치로 사용되어 왔다.

신약개발비용연구에서 사용된 자본비용 사례

	1994	2000	2005	2010
명목자본비용(%)	14.2	14.9	13.3	11.4
인플레이션(%)	3.1	3.1	2.5	2.0
실질자본비용(%)	11.1	11.8	10.8	9.4
최종 결정 자본비용(%)	10.5%			

출처: DiMasi, J. A., Grabowski, H. G., & Hansen, R. W. (2016)

실제 제약기업들은 자사 연구개발 자산에 대해 rNPV 방식으로 평가할 때, 자체 자본구조와 위험 프리미엄을 반영한 할인율을 사용한다. 이들 기업은 보통 10~13% 수준의 할인율을 적용하며, 이는 연간 보고서(Annual Report), 재무보고서(Financial Report), 또는 미국 SEC의 10-K 공시자료 등에 공개되어 있다.[2] 이 자료들에는 R&D 자산 평가나 인수합병(M&A) 시 사용한 할인율의 가정이 명시되는 경우가 많다.

제약기업의 재무보고서에서 사용된 할인율 사례

기업	할인율	출처
Roche	10.0%	Finacial Report 2017
Allergan	11.5%	Annual Report 2017
Johnson & Johnson	12.2%	Annual Report 2016
AstraZeneca	13.0%	Annual Report 2016
Pfizer	13.5%	Finacial Report 2015

출처: Alacrita Consulting(2018)

실제 가치평가에서 어떤 할인율이 사용되고 있는지를 확인한 대표적 조사로, 컨설팅 회사 BIOSTRAT가 2010년에 실시한 설문조사가 있다. 이 조사는 바이오벤처를 대상으로 전임상, 임상 2상, 임상 3상의 항암제를 개발하고 있는 상황을 가정하여, NPV 및 rNPV 평가 시 적용할 할인율을 물었다. 그 결과 rNPV 방법에 적용하는 평균 할인율은 전임상 18.6%, 임상 2상 16.0%, 임상 3상 13.5%로 조사되었다. NPV 방법의 경우에는 전임상 40.1%, 임상 2상 26.7%, 임상 3상 19.5%로 나타났다.[3]

신약개발에 적용하는 할인율에 대한 설문조사 결과

모델	전임상	임상 2상	임상 3상
rNPV 방법	18.6%	16.0%	13.5%
NPV 방법	40.1%	26.7%	19.5%

출처: Avance Biostrat consulting report(2011)

이처럼 rNPV 방식에서는 실패 위험을 성공확률로 별도 반영하므로 할인율이 상대적으로 낮게 설정되며, NPV 방식은 리스크를 할인율에 포함하기 때문에 훨씬 높은 수치를 보인다.

② 업종별 자본비용 통계 값의 사용

뉴욕대학교 스턴 경영대학원의 Damodaran 교수는 기업가치평가와 재무 분야의 세계적인 권위자로, 매년 다양한 업종에 대한 가중평균자본비용(WACC)을 비롯한 금융지표를 수집하여 자신의 홈페이지를 통해 공개하고 있다. 이 통계는 다수의 평가기관과 투자자들이 기술가치평가의 참고자료로 활용하고 있다.

Damodaran 교수가 제공하는 업종별 자본비용(Costs of Capital by Industry Sector) 항목에서는 미국, 유럽, 일본 등 지역별 WACC와 함께 글로벌 WACC도 제공된다. 평가 대상 기술이 나스닥 등 미국 자본시장과 밀접한 관련이 있는 경우에는 미국 기준 WACC를 사용하고, 글로벌 시장에서 폭넓게 사업을 추진하는 것이라면 글로벌 기준 WACC를 선택하는 것이 합리적이다.

이 통계 자료에서의 업종은 'Biotechnology' 또는 'Pharmaceuticals'로 구분되어 있다. 이미 상업화가 진행된 제품이나 안정적 매출이 있는 경우라면, Pharmaceuticals WACC를 사용하는 것이 적합하겠다.

그러나 아직 사업화되지 않았으며, 바이오벤처 수준의 위험을 지닌 기술자산이라면 Biotechnology WACC를 사용하는 것이 적절하다.

제약바이오 업종의 가중평균자본비용(WACC) 통계

구분	미국		글로벌	
	회사수(N)	WACC	회사수(N)	WACC
Biotechnology	535	9.37%	1,223	11.12%
Pharmaceuticals	231	8.72%	1,271	9.77%

출처: Damodaran 교수 홈페이지(2025년 1월 기준)
https://pages.stern.nyu.edu/~adamodar/New_Home_Page/datacurrent.html

매년 자료가 업데이트되므로, 평가 시에는 가장 최신 연도의 통계를 활용하는 것이 시장 환경과 자본조달 여건을 정확히 반영할 수 있어 바람직하다. 다만, 만약 해당 연도가 금리 급등락 등 이례적인 금융 환경에 놓여 있다면, 최근 5년 평균치를 병행해 참고하는 것도 신중한 판단을 위한 보완책이 될 수 있다.

이 방법은 해당 기술자산의 특성을 충분히 반영하지 못할 수 있으나 업종 평균의 위험을 반영한다는 측면에서 할인율을 선택하는 현실적인 방안이 될 수 있다.

③ 유사기업의 베타를 사용하여 자본비용 추정

자본자산가격결정모형(CAPM)을 통해 유사기업의 베타를 사용하여 자본비용을 추정할 수 있다. 상장기업처럼 주가 자료가 있는 경우에는 비교적 쉽게 베타를 추정할 수 있지만, 비상장기업은 주가 자료가 없어 직접 추정이 불가능하다. 또한 신약개발처럼 높은 위험을 수반하는 신규 사업의 경우, 단순히 상장기업의 베타를 그대로 적용하는 것은 적절하지 않다.

신약개발과 같은 신규 사업의 베타는 가장 유사한 사업을 영위하고 있는 상장기업의 베타를 대용치로 사용한다. 다만 두 기업의 재무구조가 다른 점을 조정해 주어야 한다. 이와 같이 재무구조가 다른 점을 조정하는 방법을 하마다 모형(Hamada Model)이라고 한다.

$$\beta_U = \frac{\beta_E}{(1+(1-t)\frac{D}{E})}$$

β_U: 무부채베타 β_E: 부채베타

t: 법인세율 $\frac{D}{E}$: 부채비율

무부채베타(Unlevered Beta)는 부채를 사용하지 않는 기업 즉 순수 자기자본만으로 자금을 조달한 기업의 베타를 말한다. 부채베타(Levered Beta)는 해당기업이 부채를 사용했을 때 갖게 되는 베타를 의미한다.

예시로 국내 A제약기업이 신규사업으로 신약개발 프로젝트를 추진한다고 할 때 가치평가를 위한 자본비용을 산출하는 방법을 알아보자. 우선 가장 유사한 사업을 영위하고 있는 상장기업의 베타를 구하는 것으로부터 시작한다. 이 과정은 유사기업 선정 → 관찰된 부채베타 확인 → 무부채베타 변환 → 부채비율 반영 부채베타 산출 → 무위험 수익률 확인 → 기대 시장 수익률 확인 → 가중평균자본비용(WACC) 계산의 순서로 진행된다.

유사기업의 선정은 신약개발 프로젝트와 유사한 비즈니스 모델,

파이프라인 단계, 기술 분야를 가진 상장기업들을 선택한다. 상장기업의 베타는 Bloomberg, Capital IQ, Yahoo Finance 등의 데이터 소스에서 확인이 가능하다. 일반적으로는 2~5년 기간의 Monthly 또는 Weekly 베타를 사용한다.

예시에서 유사기업으로 B바이오와 C바이오가 선정되었는데, 이들 기업의 베타와 부채비율 정보가 다음과 같이 확인되었고, 법인세율은 20%라고 했을 때 이 신규 사업의 베타는 얼마가 될까?

유사기업의 부채비율과 베타

기업	부채비율	베타
B바이오	10%	1.1
C바이오	0%	1.2

B바이오와 C바이오의 관측된 베타가 각각 1.1, 1.2라고 하였는데, 이 베타는 각각의 재무구조가 반영되어 있는 부채베타를 의미한다. 이는 부채를 반영한 값이므로, 순수한 사업 리스크를 보기 위해 무부채베타로 변환해야 한다. 따라서 하마다 모형을 이용해 각각의 무부채베타를 구해야 한다. 먼저 B바이오의 무부채베타를 구하면 아래와 같다.

$$\beta_U^B = \frac{\beta_E^B}{1+(1-t)\dfrac{D^B}{E^B}} = \frac{1.1}{1+(1-0.2)\times 0.1} = \frac{1.1}{1.08} \approx 1.0185$$

C바이오의 무부채베타는 1.2이다. C바이오는 부채비율이 0%이므로 무부채베타는 부채베타와 동일하다.

이와 같이 부채로 인한 재무리스크를 제거한 후 사업리스크만을 반영하는 무부채베타로 변환한 결과는 B바이오는 1.0185, C바이오는 1.2로 산출되었다. A제약기업 신규사업에 적용하는 무부채베타는 두 기업의 무부채베타의 평균인 1.10925을 사용한다.

만약 A제약기업의 신규사업을 위해 부채/자기자본의 비율을 20%로하여 추진한다고 했을 때, 이 사업의 부채비율을 반영한 부채베타는 다음과 같은 식으로 구하게 된다.

$$\beta_E^A = \beta_U^A \times (1 + 1 - t)\frac{D^A}{E^A})$$
$$= 1.10925 \times (1 + (1 - 0.2) \times 0.2 = 1.10925 \times 1.16 \approx 1.287$$

그런데, 보통 신약개발 프로젝트는 초기단계에서는 부채가 거의 없으므로, 거의 무차입 상태로 가정하기도 한다. 만약 이와 같이 A제약기업의 신규사업을 위해 부채/자기자본 비율을 0%로 하여 추진한다면, 신규사업의 무부채베타 1.10925를 그대로 사용하게 된다.

다음으로 무위험 수익률(Risk-Free Rate)를 구해야 한다. 무위험 수익률은 투자자가 아무런 위험도 감수하지 않고 얻을 수 있는 수익률을 뜻한다. 투자자가 원금 손실 없이 확실하게 받을 수 있는 이자라고 생각하면 된다. 그래서 무위험 수익률을 구할 때는 '누구도 부도가 나지 않는다고 믿는' 기관이 발행한 채권을 참고한다. 무위험 수익률을 구하는 가장 일반적인 방법은 정부가 발행한 국채 수익률을 사용하는 것이다.

그렇다면 어떤 국채를 기준으로 삼아야 할까? 일반적으로는 해당 국가의 10년 만기 국채 수익률을 많이 사용한다. 이유는 기업이나 프로젝트의 투자 기간이 대체로 몇 년 이상 장기에 걸쳐 있기 때문이다.

무위험 수익률은 Bloomberg, Federal Reserve Database(FRED) 등에서 정보를 확인할 수 있다. 무위험 수익률은 과거 평균값이나 미래 예측값이 아니라 현재 시점의 값을 사용하도록 한다.

다음으로 기대시장수익률(Expected Market Return)은 과거 시장수익률을 참고해 추정하는 방법이 일반적으로 사용된다. 예를 들어, 미국에서는 S&P 500 지수의 과거 10년, 20년 수익률 평균을 활용해 기대시장수익률을 설정하는 경우가 많다.

이 글을 쓰고 있는 2025년 4월 29일 기준으로 미국 10년 만기 국채 수익률은 약 4.23%이고, S&P 500 지수의 최근 20년(2005 - 2024) 과거 평균 연간 수익률은 연평균 약 10.39%로 확인되고 있다. 이러한 정보를 활용하여 자기자본비용을 구하면 다음과 같다.

$$\begin{aligned}\text{자기자본비용} &= \text{무위험수익률} + \text{베타} \times (\text{시장수익률} - \text{무위험수익률}) \\ &= 4.23\% + 1.10925 \times (10.39\% - 4.23\%) \\ &= 11.06\%\end{aligned}$$

마지막으로, 위에서 구한 요소들을 이용해 WACC를 산출한다. 신약개발 프로젝트는 초기 단계에서는 부채가 없거나 매우 적기 때문에, 대부분 자기자본비용(Cost of Equity)만 반영하는 경우가 많다. 따라서 부채가 없다고 가정한다면 WACC은 11.06%으로 산출되며, 이를 할인율로 사용하게 된다.

④ 위험프리미엄을 가산하는 방법

지금까지 살펴본 자본비용에 기술의 불확실성과 위험을 반영하기 위해 위험프리미엄(Risk Premium)을 추가하기도 한다. 위험프리미엄은 특정 투자와 관련된 위험을 보상하기 위해 투자자가 기대하는 추가 수익이다. 이는 추가적인 불확실성을 감수하는 것에 대한 지불을 나타낸다.

기술의 개발단계는 위험프리미엄에 큰 영향을 미친다. 초기 단계의 기술은 기술개발 및 사업화의 불확실성과 실패 위험에 직면하는 경우가 많으므로 후기 단계의 기술에 비해 훨씬 높은 프리미엄이 필요하다.

신약개발의 경우 개발단계에 따라 위험도가 달라지므로 이러한 위험도를 반영한 위험프리미엄을 반영할 수 있다. 예를 들어 자본비용이 10%로 계산된 신약개발 프로젝트의 임상 2상에서 시판까지 성공할 확률이 30%라면 기술적 불확실성을 나타내는 위험프리미엄은 23.3%으로 계산되고, 위험프리미엄이 추가된 최종 할인율은 33.3%로 계산된다.

$$\text{위험프리미엄} = \left(\frac{\text{기대수익률}}{\text{성공확률}}\right) - \text{기대수익률}$$
$$= \left(\frac{10\%}{0.3}\right) - 10\% = 33.3\% - 10\% = 23.3\%$$

NPV 방법으로 평가를 하는 경우 이와 같은 위험프리미엄을 추가한 할인율을 사용하게 된다. 그러나 rNPV 방법에서는 기술적 불확실성을 이미 확률을 적용하여 반영하고 있기 때문에 위험프리미엄을 중복하여 반영하지 않도록 주의하여야 한다.

정확한 할인율이라는 것은 존재하는가?

가치평가에서 할인율은 핵심 변수로 여겨지지만, 그것이 마치 정해진 '정답'처럼 존재한다고 믿는 것은 오해에 가깝다. 할인율은 수학적 공식으로 계산된다고 해서 객관적이라는 보장을 주지 않는다. 오히려 그 수치 안에는 수많은 가정, 불확실성, 그리고 시장에 대한 해석이 깔려 있다. 특히 신약개발처럼 장기적이고 불확실성이 큰 프로젝트에서는 할인율을 정확히 도출하는 것 자체가 현실적으로 어렵다. 누구도 미래의 기술 성공 확률과 시장 수용도를 완벽히 예측할 수 없기 때문이다.

이처럼 수치의 정밀성보다 중요한 것은, 다양한 가정 하에서 가치가 어떻게 변하는지를 보는 것이다. 할인율을 하나의 숫자로 고정하기보다는, 그것이 바뀔 때 평가 결과가 어떻게 달라지는지를 살펴보는 것이 더욱 유의미하다. 따라서 정확한 할인율을 찾으려 애쓰기보다는, 여러 할인율 시나리오를 적용해 결과의 민감도를 분석하는 것이 합리적인 접근이다. 민감도 분석은 단 하나의 결과보다 넓은 시야를 제공하며, 의사결정자에게 더 깊은 통찰을 안겨준다. 가치평가가 단순한 계산을 넘어 의사결정의 도구가 되기 위해서는, '정확함'이 아니라 '변화에 대한 이해'가 더욱 중요하다.

---

1 DiMasi, J. A., Grabowski, H. G., & Hansen, R. W. (2016). Innovation in the pharmaceutical industry: new estimates of R&D costs. Journal of health economics, 47, 20–33.

2 Stasior, J., Machinist, B., & Esposito, M. (2018). Valuing pharmaceutical assets: when to use NPV vs rNPV. Alacrita Consulting.

3 Villiger, R., & Nielsen, N. H. (2011). Discount rates in drug development. Avance Biostrat consulting report.

9장

라이선스 계약

개방형 혁신과 라이선싱

개방형 혁신

급격한 기술변화 및 융복합화, R&D 비용의 급증 등 기술혁신 환경이 급격히 변화함에 따라 기업은 내부 지식에 의존했던 과거의 방법으로는 치열해지는 경쟁에 대응하기 어렵게 되고 있다. 이러한 환경변화에 대비하여 생산성 제고와 지속적인 성장을 위해, 연구개발에서 상업화에 이르는 혁신과정을 개방하여 내·외부 자원을 적극적으로 활용하는 개방형 혁신(open innovation)이 부상하였다.

개방형 혁신의 개념을 처음 주창한 체스브로우(Chesbrough) 교수에 따르면 개방형 혁신이란 기업이 연구개발에서 사업화에 이르는 기술혁신 과정을 기업 내부에만 두는 것이 아니라 기업 외부까지 확장하여 외부 아이디어와 R&D자원 등을 활용함으로써 혁신의 비용을 줄이고 성공 가능성을 제고하고 가치를 극대화하는 기업의 혁신 전략을 의미한다.

현재 개방형 혁신은 제약 산업에서 가장 중요한 혁신 전략이 되었다. 신약개발과정에는 장기간에 걸쳐 다양한 지식과 역량을 필요로 하며 임상시험, 생산, 허가등록에 있어서도 고도로 전문화된 역량을 필요로 한다. 이러한 지식과 역량은 개별 기업에서 모두 갖추고 있기는 어려우므로 제약기업은 다양한 파트너와의 개방형 혁신 활동이 필요하게 된다.

라이선싱의 중요성

라이선스(license)는 본래 허가, 면허 등의 뜻을 가진 영어 단어이다. 비즈니스 영역에서 라이선스라는 것은 자신이 보유한 어떤 권리에 대해서 타인에게 이용을 허가한다는 의미이다. 주로 특허권자가 보유한 자신의 권리를 제3자가 이용하는 것을 허락하는 것을 라이선스라고 한다. 이러한 라이선스를 허락하는 행위를 라이선싱(licensing)이라고 한다.

신약개발에서 라이선싱의 역사는 제약 산업의 구조 변화와 밀접하게 연관되어 있다. 전 세계적으로 1970년대 이전까지 대형 제약기업들은 자체 연구개발을 통해 신약을 개발하고 상용화하는 방식이 대다수이었다. 그러다가 1980년대 이후 바이오 기술의 발전과 벤처기업의 등장으로 기술 협력이 활성화되기 시작했다. 특히 미국에서는 1980년 바이-돌 법(Bayh-Dole Act)의 제정으로 대학과 공공기관이 개발한 기술의 민간 이전이 가능해지면서, 학계와 기업 간의 기술이전이 본격적으로 확대되었다. 이로 인해 초기 연구 성과를 보유한 바이오텍 기업이 기술을 라이선싱하고, 자금력과 임상 개발·상업화 능력을 갖춘 다국적 제약사가 이를 도입해 신약개발을 진행하는 분업 구조가 정착되었다.

2000년대 이후에는 기업 외부 조직과의 협력을 강조하는 개방형 혁신 모델이 확산되면서, 점점 더 많은 제약사들이 외부 기술 도입을 확대해왔다. 이러한 배경 속에서 신약개발에서의 라이선싱은 새로운 기술의 빠른 상용화, 리스크 분산, 글로벌 진출의 수단으로 자리 잡았으며, 오늘날 신약개발 파이프라인 확보의 핵심 전략으로 활용되고 있다.

기술이전의 유형

개방형 혁신을 실현하기 위해서는 기술의 개발자로부터 기술의 수요자에게 기술이 이전되는 기술이전이 빠질 수 없다. 우리나라 「기술의 이전 및 사업화 촉진에 관한 법률」에 따르면, 기술이전(technology transfer)이란 '기술이 기술보유자로부터 그 외의 자에게 이전되는 것'으로 정의되고 있다. 일반적으로 기술이전이란 기술혁신의 전 과정에서 기술의 이전, 거래, 확산과 적용을 통해 부가가치를 창출하는 제반활동 및 과정이라고 할 수 있다.

기술이 이전되는 방식에는 여러 유형이 있다. 기술양도, 라이선스, 공동 연구, 합작투자, 기술창업, 기술지주회사, 인수·합병 등의 유형이 있다.

- 기술양도: 기술도입자가 대가를 지불하고 특허권 등의 권리를 양도받아 기술의 소유권을 이전하는 것
- 라이선스: 기술 보유자가 기술 도입자에게 기술을 사용할 수 있는 실시권(license)을 허락하는 것
- 공동연구: 기술보유자가 기술이전을 목적으로 기술 도입자와 공동연구를 수행하는 것
- 기술창업: 기술 보유자의 연구자 등 소속직원이 직무발명 등을 통해 이전받아 창업하거나 창업에 참여하는 것
- 합작투자(Joint Venture): 기술 보유자와 기술 도입자가 합작하여 제3의 기업을 설립하고 기술사업화를 추진하는 것
- 기술지주회사: 기술보유자가 기술지주회사를 설립하고, 보유한 기술을 자본금 형식으로 출자하여 기술사업화를 목적으로 하는 자회사를 운영하는 것
- 인수·합병(M&A): 기술도입자가 기술사업화 추진을 위해 필요한 기술과 경영 인프라를 보유한 기술 보유자 기업을 인수·합병하는 것

라이선싱은 기술양도와 다르다

라이선스 계약의 당사자를 흔히 buyer, seller라고 부르기도 해서, 라이선싱을 마치 기술의 소유권을 사고파는 것으로 오해하는 경우가 있다. 그러나 라이선싱은 기술 소유권을 매매하는 기술양도와는 본질적으로 다르다. 기술 양도는 기술의 소유권이 매수인에게 넘어가고 매도인은 그 대가를 지급받음으로써 매매가 성립된다. 특허양도계약(patent assignment)이 기술양도의 대표적인 예이며, 이는 자동차나 주택을 매매하는 것과 같은 개념이다. 반면에 라이선스는 소유권의 변동은 없으며, 단지 일정 기간동안 기술을 실시 또는 사용할 수 있는 권리만을 타인에게 허락하고, 그 대가로서 로열티 등을 지급받는 것이다.

제약 산업에서는 기술양도 보다는 라이선싱이 기술이전 방법으로 더 많이 사용된다. 기술양도의 경우 기술 제공자는 소유권 등 일체의 권리를 넘기게 되므로 높은 대가를 기대할 수 밖에 없으나, 구매자의 입장에서는 기술의 성능이나 사업가치 등이 확실하지 않은 상황에서 높은 대가를 지불하는 것은 상당한 위험을 감수해야 하는 것이 된다. 반면, 라이선싱의 경우 기술의 소유권의 변화 없이 단지 실시권만 허락하는 개념이므로 소유권 이전에 비해 더 낮은 대가로 거래가 가능하다. 기술 소유자인 라이선서는 향후 기술의 이용가치에 대한 잠재적인 가능성을 그대로 유지할 수 있고, 다른 지역이나 다른 기업에게 얼마든지 실시 허락이 가능하여 낮은 기술료로도 만족할 수 있다. 또한, 라이선스를 받고자 하는 라이선시도 사업실적에 따라 기술사용의 대가를 지급하면 되므로 이 방식을 선호한다.

전용실시권과 통상실시권

우리나라 특허법에서는 라이선스를 실시권이라는 용어로 표현하고 있다. 실시권은 타인의 특허발명을 실시할 수 있는 권리이다. 실시권에는 전용실시권과 통상실시권이 있다. 전용실시권은 계약한 범위 내에서 특허발명을 업으로서 독점배타적으로 실시할 수 있는 권리이다. 전용실시권은 동일한 범위 내에서 중복하여 설정할 수 없으며 특허권자라도 일단 전용실시 계약을 맺으면 전용실시권자의 허락이 없는 전용실시권의 권리범위 내에서 특허발명을 실시할 수 없다. 통상실시권은 전용실시권과는 달리 라이선스 계약 체결 후에 특허권자 자신도 실시할 수 있고 제3자에게 동일한 통상실시권을 또다시 허여할 수 있다.

전용실시권 및 통상실시권은 특허법 상의 용어이고, 국제 계약에서는 독점적 실시권(exclusive license) 및 비독점적 실시권(non-exclusive license)이라는 용어를 사용한다. 신약개발 후보물질을 라이선스 계약하는 경우 대부분 독점적 실시권을 대상으로 한다. 반면, 여러 분야에 활용이 가능한 플랫폼 기술과 같은 경우 비독점적 실시권에 대한 라이선스 계약이 많다.

라이선스 계약의 구조

라이선스 계약은 기술의 실시권을 허락하고 이에 대한 대가를 지급하는 계약을 말한다. 이 계약에는 실시권을 허락하는 자와 실시권을 받고 대가를 지불하는 자가 있게 된다. 실시권을 허락하는 자를 라이선서(licensor), 실시권을 받고 대가를 지불하는 자를 라이선시(licensee)라고 부른다.

라이선서 입장

라이선서가 라이선시에게 자사의 제품, 기술 또는 지적 재산권을 사용할 권리를 부여하는 것을 아웃라이선싱(out-licensing)이라고 한다. 이 경우 라이선서는 라이선시로부터 라이선스 대가를 지급 받는다. 아웃라이선싱은 라이선서가 자산에서 수익을 창출하고, 라이선시의 전문성을 활용하며, 라이선시의 기존 시장 존재를 통해 새로운 시장에 진입할 수 있도록 한다. 또한, 아웃라이선싱은 제품 개발과 관련된 위험을 완화하는 데 도움을 줄 수 있다. 이는 제품 개발, 규제 승인 및 마케팅의 책임을 라이선시가 맡게 되기 때문이다. 라이선서 입장에서는 아웃라이선싱을 통해 다음과 같은 점을 기대하게 된다.

- 수익 창출: 아웃라이선싱은 로열티, 업프론트 또는 마일스톤 등 라이선시로부터 라이선스 대가를 지급을 받아 기업이 기술자산으로부터 수익을 창출할 수 있게 한다.
- 라이선시의 전문성 활용: 제품 개발, 규제 승인 및 마케팅 분야에서 라이선시의 전문성을 활용할 수 있다.
- 위험 완화: 아웃라이선싱은 제품 개발과 관련된 위험을 줄이고 책임을 라이선시에게 넘길 수 있다.

라이선시의 입장

라이선시가 라이선서로부터 제품, 기술 또는 지적 재산권에 대한 권리를 획득하는 과정을 인라이선싱(in-licensing)이라고 한다. 여기에는 특정 의약품을 개발, 제조 및 시장에 출시할 권리가 주로 포함된다. 인라이선싱을 통해 라이선시는 자사 제품 포트폴리오를 확장하고, 혁신적인 기술에 접근하며, 자체적으로 제품이나 기술을 개발하지 않고도 새로운 시장에 진입할 수 있다. 라이선싱 계약의 대가 지급은 라이선시가 라이선서에게 로열티, 업프론트, 또는 마일스톤 지급을 제공하는 방식으로 이루어진다. 이러한 대가 지급은 신약개발의 진척 상황, 규제 승인의 획득, 또는 매출 목표 달성에 기반하여 이루어진다. 라이선시 입장에서는 인라이선싱을 통해 다음과 같은 점을 기대하게 된다.

- 제품 포트폴리오 확장: 인라이선싱은 기업이 새로운 제품이나 기술을 획득하여 자사의 제품군을 다양화하고 새로운 시장에 진입할 수 있게 한다.
- 혁신 기술에 대한 접근: 혁신적인 기술에 대한 라이선스를 획득함으로써 기업은 경쟁력을 유지하고 산업 내 최신 발전을 따라갈 수 있다.
- 개발비용 및 리스크 감소: 내부 개발과 관련된 시간과 자원을 절약하면서 제품 개발 및 규제 승인과 관련된 위험을 줄일 수 있다.

라이선스 계약의 시기

신약개발에서 라이선싱이 이루어지는 시기는 기술에 대한 실시권을 부여할 수 있다면 어떤 시기이든 가능하다. 라이선스 계약의 시기를 분석한 자료를 보면, 실제로 라이선스 계약은 다양한 단계에서 이루어지고 있음을 알 수 있다.[1] 상당히 많은 라이선스 계약이 전임상 단계에서 이루어지고 있고, 임상단계 중에서는 임상 2상에서 라이선싱이 많이 이루어지고 있다.

라이선스 계약의 시기

계약 시기	탐색	선도물질	전임상	임상 1상	임상 2상	임상 3상	합계
계약 개수 (비중)	35 (16%)	24 (11%)	68 (31%)	18 (8%)	43 (20%)	30 (14%)	218 (100%)

출처: Edwards, M. (2019)

신약 라이선싱의 최적 시기는 중요한 전략적 질문이다. 다수의 거래가 전임상단계에서 이루어지지만, 라이선서 입장에서 거래의 최적 시기는 임상 2상 단계라고 하기도 한다.[2] 그러나, 라이선서와 라이선시의 특성, 기술 경쟁 등이 계약 시기에 영향을 준다.

대학이나 연구소와 같은 학술 기관이 라이선서인 경우, 이들은 주로 기초 연구를 수행하고 그 결과를 상업적 가치로 전환하기 위해 초기 단계에서 기술을 이전하려는 경향이 있다. 라이선시로서 대기업은 자금력과 상업화 역량이 풍부하여 후기 단계의 기술을 선호하는 경향이 있지만, 내부 연구개발의 효율성을 높이고 신기술 확보를 위해 초기 단계의 기술을 도입하기도 한다.

기술 거래 시장에서의 경쟁상황도 라이선싱 시기에 영향을 준다. 해당 기술 분야에 라이선서가 적고, 라이선시가 많다면 라이선싱 시기는 앞당겨질 것이다. 반면에 라이선시가 적고, 라이선서가 많다면 라이선싱 시기는 미루어질 가능성이 높다.

라이선스 대가와 지급 형태

라이선스 계약에서 라이선시는 라이선서의 기술을 사용을 허락받고 그 대가를 지불하게 된다. 이러한 라이선스 대가를 실시료 또는 기술료라고 하기도 한다.

라이선서 입장에서 이러한 대가가 가지는 의미는 라이선시에게 제공된 기술 사용에 대한 보상임과 동시에 라이선서가 기술개발을 위해 투자한 비용에 대한 보상, 라이선서가 기술이전으로 인해 상실한 이익에 대한 보상, 기술의 사용으로 라이선시가 얻게 되는 이익의 분배라는 의미를 가진다.

라이선시의 입장에서는 라이선서의 기술사용에 대한 대가, 라이선서가 획득한 독점적인 권리 침해에 대한 배상, 대체기술개발을 위해 라이선시가 투자해야 할 비용 또는 위험 부담을 최소화하는 것에 대한 반대급부 등으로 해석될 수 있다.

이러한 라이선스 대가에 영향을 미칠 수 있는 요인들은 다음과 같은 것들이 있다.

① 기술의 완성도

상업적으로 완성되고 테스트를 마친 기술은 수익성에 대한 확신도 크게 되므로 기술 대가는 높은 경향이 있다. 즉, 기술의 완성도가 높을수록 기술 대가가 높게 설정될 가능성 높다. 신약개발에서 기술의 완성도는 개발단계로 표현된다. 전임상단계, 임상 1상, 2상, 3상, 시판 허가 단계로 진척될수록 기술 대가는 높아진다. 신약개발은 개발 과정이 길고 실패 위험이 크므로 이러한 개발단계가 라이선스 대가에 미치는 영향이 크다.

② 기술의 수명

상업적으로 완성되고 높은 수익성이 기대되는 기술일지라도 가까운 미래에 그 기술이 수명을 다한다면 기술 대가는 낮을 수밖에 없다. 신약후보물질의 특허기간이 충분히 남아있지 않다면 독점적으로 판매할 수 있는 기간을 충분히 보장할 수 없으므로 기대되는 수익이 낮을 수밖에 없다. 특허 만료까지 남은 기간이 짧을수록 기술의 경제적 수명은 제한되며, 이는 투자 회수 가능성을 낮춰 기술 대가에 부정적인 영향을 미친다.

③ 라이선스의 종류

라이선스에는 독점적 권리를 부여하는 전용실시권과 그렇지 않은 통상실시권이 있다. 전용실시권은 통상실시권에 비해 라이선스 대가가 높은 것이 일반적이다. 또한 라이선스의 대상인 특허의 권리범위, 침해 또는 무효 가능성과 같은 권리의 안정성, 원천특허 또는 개량특허 여부에 따라 라이선스 대가는 차이가 날 수 있다.

④ 라이선스의 지리적 범위

라이선스 실시 지역의 범위에 따라 대가는 차이가 난다. 즉 국내로 한정할 것인지, 전 세계 모든 지역에 대해 실시 가능한지, 일부 국가만을 한정해 실시할 것인지 등에 따라 라이선스의 대가는 차이가 있다. 일반적으로 라이선스 계약 지역 범위가 넓을수록 기술 대가는 높아진다.

⑤ 실시 가능한 질환의 범위

신약후보물질이 다양한 질환의 치료에 사용 가능하다면, 구체적인 질환을 한정하여 라이선스 계약을 할 수 있다. 라이선싱 계약에서 실시 가능한 질환의 범위에 따라 라이선싱 대가는 차이가 날 수 있다. 일반적으로 실시 가능한 질환이 다수일수록 라이선스 대가가 크다.

⑥ 라이선스 당사자의 역량

라이선서의 기술적 명성과 역량이 우수한 경우 기술이 보다 용이하게 이전되며, 라이선스 대가가 높은 경우가 많다. 반면, 라이선시의 기술 및 사업화 역량이 우수하면 해당 기술을 빨리 충분히 습득하여 제품의 경쟁력을 높이고 시장성공 가능성을 높일 수 있으므로 라이선서에게 지급되는 대가를 낮출 수 있다.

라이선스 대가의 지급 형태

신약개발에서 라이선스 대가의 지급 형태는 업프론트, 마일스톤, 로열티가 대표적이며, 그 외에도 다양한 형태가 존재한다.

① 업프론트

업프론트(upfront payment)는 라이선스 계약 체결 직후 또는 일정 기간 내에 라이선시가 라이선스의 대가로서 지급하는 금액을 말한다. 확정된 계약금의 성격이므로 계약이 중간에 종료되더라도 반환 의무가 없는 것이 일반적이다. 업프론트는 고정된 비율이 있는 것은 아니고, 계약에 따라 매우 다양하다. 업프론트는 주로 현금으로 지급되지만, 일부 금액은 주식으로 지급되기도 한다.

라이선스 계약에서 업프론트 금액을 크게 하는 것은 라이선서에게는 좋은 조건이지만, 라이선시 입장에서는 위험 부담이 있기 때문에 부담이 된다. 그러나 초기 개발단계임에도 유망한 후보물질이거나 후기 임상단계 있는 약물, 승인 가능성이 높은 약물의 경우 업프론트 금액 규모가 커지는 경향이 있다. 따라서 업프론트 금액 규모가 큰 것은 상업화 가능성 및 기술적 우수성과 함께 라이선시의 개발의지를 보여주는 것이며, 이런 이유로 업프론트 금액이 기술가치를 가늠하는 지표로 여겨지기도 한다.

Neuendorf 등(2023)이 Biotechgate 데이터베이스를 이용하여 2,942건의 라이선싱 계약을 분석한 통계자료에 따르면 업프론트 금액은 평균 60~80백만 달러 규모로 전체 계약규모 중 14~26% 정도의 비중을 차지하는 것을 알 수 있다.[3]

업프론트 지급은 신약개발 초기 단계에서 라이선서에게 즉각적인 보상을 제공하며, 라이선서가 초기 연구개발비용을 보전할 수 있는 중요한 수단이다. 그러나 업프론트 지급이 커지면 마일스톤이나 로열

신약개발 라이선스 계약에서 업프론트 금액의 현황

	Phase 1	Phase 2	Phase 3
Deal size (백만달러)	450.3	323.0	311.7
Upfront (백만달러)	62.8	61.4	80.6
Upfront (%)	14.0	19.0	25.9

출처: Neuendorf 등(2023)

티와 같이 후속적인 경제적 보상이 낮아지게 된다. 라이선시 입장에서는 업프론트 지급이 마일스톤이나 로열티와 같은 지급 의무를 줄이는 데 기여할 수 있지만, 초기 현금 지출 부담이 클 수 있다. 또한, 연구개발과 사업화 과정에서 불확실성이 있기 때문에, 과도한 업프론트 지급의 위험성도 존재한다.

② 마일스톤

마일스톤이란 로마 시대 도로에서 돌로 된 이정표에서 유래한 단어이나, 현재에는 주로 프로젝트 진행 과정에서 특기할 만한 사건이나 기점을 말한다. 단계별 기술료라고도 불리는 마일스톤(milestone payment)은 기술과 제품의 개발 정도에 따라 지급하는 금액을 말한다. 신약 라이선스 계약에서 주로 사용되는 마일스톤의 기점으로는 임상 단계의 시작이나 시판 허가 등이 흔히 사용되며, 계약에 따라 다양한 마일스톤 설정이 가능하다.

마일스톤은 특정 개발 단계나 성과에 따라 지급이 이루어지는 조건을 의미하며, 일반적으로 IND 제출, 임상 1상, 2상, 3상 시험의 시작, FDA 신약 신청 제출, 주요 시장에서의 최초 승인과 같은 주요 이벤트를 포함한다. 또한, 초기 연구개발 결과, 독성시험 결과, 후보 물질 도출 등과 같은 기타 요인도 마일스톤 지급 조건에 포함될 수 있다. 이러한 마일스톤은 신약개발 진행 상황에 따라 라이선서와 라이선시 간의 재정적 이익 분배를 명확히 하고, 각 단계의 성공 여부에 따른 인센티브를 제공하는 중요한 역할을 한다.

마일스톤은 개발 단계에서 뿐만 아니라 시판 단계에서도 사용된다. 일반적으로 시판단계 마일스톤(sales milestone)은 시판 이후 일정 규모 이상의 매출이 달성했을 때 라이선시가 라이선서에게 지급하는 금액으로 설정한다.

마일스톤 지불방식에서 라이선시는 개발 단계에 따라 라이선스의 전체 대가를 분할하여 지급하게 되므로, 개발비용 투자로 인한 위험을 분산시킬 수 있다. 마일스톤 지불 방식은 미래의 결과에 대해 시차를 두고 지불함으로써 신약개발 과정에서 있는 위험과 이득을 서로 나눌 수 있는 방법이다. 마일스톤 지급은 임상, 규제, 상업적 마일스톤 달성과 같은 특정 결과를 기반으로 하기 때문에 지급 기준이 명확한 장점이 있다.

마일스톤은 기술이전 계약에서 리스크와 이익을 유연하게 분배할 수 있는 구조이다. 실무적으로 마일스톤의 비중은 전체 라이선스 대가의 40~60% 정도가 많으며, 초기보다 후기 개발 단계에서 지급 금액이 크게 설정되는 경우가 많다. 또한 마일스톤은 단순히 임상 단계의 진입 여부 외에도 공동개발 계약 체결, 기술 성과 도출 등과 같은 비전통적 기준으로도 설정될 수 있다.

③ 로열티

원래 로열티(royalty)라는 용어는 전체 기술이전 대가를 의미하는 것이었으나, 제약산업에서는 주로 경상실시료(running royalty)라는 의미로 사용된다. 경상실시료는 기술의 실시 또는 사용 실적에 연동하여 기술대가를 결정하는 방식이다.

신약개발에서 로열티는 주로 제품의 판매가 이루어질 때 지불하는 대가이다. 로열티는 보통 매출액, 매출총이익, 생산수량 등에 대해 일정 비율로 대가를 계산하여 지불하는데, 신약개발에서는 주로 매출액의 일정 비율로 로열티를 지급한다.

로열티율은 하나의 고정로열티율이 일반적일 것으로 생각되기 쉽지만, 상당수의 로열티율은 매출규모 구간에 따라 달라지는 단계별 로열티율이 사용된다.

고정 로열티율(fixed royalty rate)은 판매 수익의 일정 비율을 동일하게 적용하는 방식이다. 고정 로열티율은 간단하고 예측 가능하며, 계약 당사자 간의 협상이 비교적 쉽다는 장점이 있다. 그러나 판매량이 증가하거나 특정 시장에서의 매출이 급증하더라도 라이선서가 추가적인 이익을 얻기 어렵다는 단점이 있다.

단계별 로열티율(tiered royalty rate)은 판매 수익이 일정 수준에 도달할 때마다 로열티 비율이 상승하거나 하락하는 구조를 가지며, 제품 판매의 성장에 따라 로열티율이 변동한다. 예를 들어, 제품 판매 수익이 연간 5천만 달러 이하일 경우 4%의 로열티율을 적용하고, 5천만 달러에서 1억 달러 사이에서는 6%, 1억 달러를 초과할 경우 8%로 증가하도록 설계될 수 있다. 이러한 구조는 판매량이 늘어날수록 라이선서가 더 큰 경제적 이익을 얻을 수 있도록 하며, 라이선시 입장에서는 초기 판매 부담을 줄이고 제품 상업화를 촉진하는 데 도움이 된다. 단계별 로열티율은 신약의 시장 잠재력이 높거나, 판매 수익이 특정 기준을 초과할 가능성이 큰 경우에 흔히 사용된다.

로열티 지불 방식은 라이선시가 취득할 미래의 경제적 가치를 확정하기 어려운 상황에서 라이선스 대가를 좀 더 합리적으로 정할 수 있도록 하는 장점이 있다. 즉 매출액에 일정 비율로 로열티를 지급함으로써, 기술이 실제로 창출하는 경제적 성과에 따라 라이선서와 라이선시가 위험과 보상을 공유할 수 있는 구조를 만들 수 있다. 기술의 상업화 성과에 따라 라이선스 대가가 유연하게 조정될 수 있기 때문에, 초기 기술가치 평가의 불확실성을 완화하는 데에도 기여한다.

④ 그 외의 라이선스 대가 지급 형태

그 외의 대가 형태로는 다음과 같은 것이 사용되기도 한다.

- R&D 자금 지원: 라이선시가 제품 개발을 위한 라이선서 비용의 전부 또는 일부를 부담
- 비용 보상(Redemption): 라이선시가 이미 투자된 매몰비용(sunk cost)를 라이선서에게 지불
- 연간 라이선스 비용: 매년 일정금액의 라이선스 비용(license fee) 지불
- 최저기술료(minimum royalty): 산출된 경상기술료가 일정 기준에 미달할 경우는 미리 정한 고정의 최저기술료를 보장하고, 일정 기준을 초과할 경우는 실제의 산출된 수치를 적용
- 최대기술료(maximum royalty): 일정 기준을 초과하는 기술료에 대해서는 당해 초과분은 지급하지 않도록 설정한 지불 방식
- 주식 지분 지급: 라이선스 대가로 현금 대신 기업 지분을 제공
- 우선 검토권(right of first look): 라이선시가 라이선서의 파이프라인을 우선적으로 볼 수 있는 권리를 받음
- 콜백 옵션(call-back option): 라이선서가 나중에 라이선스 사용자로부터 제품 라이선스를 돌려받을 권리를 가짐
- 서브라이선싱(sublicensing): 라이선시가 받은 라이선스의 전부 또는 일부를 다시 제3자에게 제공하는 것

라이선서와 라이선시의 몫

신약개발 프로젝트의 가치, 즉 사업가치는 프로젝트의 사업화로 발생하는 현금흐름의 현재가치이며, 이는 rNPV 모형 등으로 계산한 가치평가 결과이다. 이 사업가치 중에 라이선서의 몫은 라이선스 계약 대가의 현재가치, 즉 업프론트, 마일스톤, 로열티 등 대가의 현재가치를 rNPV 모델로 산출한 값이다. 반면, 라이선시의 몫은 전체 사업가치 중 라이선서에게 지급하는 현금흐름을 제외한 나머지 현금흐름의 현재가치이다.

라이선서와 라이선시 현금흐름에 동일한 할인율을 적용한다면, rNPV 모델로 계산한 전체 사업가치는 라이선시 현금흐름의 rNPV와 라이선서 현금흐름의 rNPV를 합친 것이 된다.

$$rNPV(project) = rNPV(licensee) + rNPV(licensor)$$

위의 식이 성립하기 위해서는 라이선시 현금흐름의 rNPV와 라이선서 현금흐름의 rNPV를 구할 때 동일한 할인율로 평가해야 한다. 그러나, 라이선시와 라이선서는 각기 다른 재정적 특성과 리스크를 가지기 때문에, 각 당사자에 적합한 할인율을 적용해야 한다는 입장도 있다. 프로젝트 가치 평가에 적용하는 공동 할인율은 라이선서와 라이선시 두 할인율의 중간값 어딘가에 위치한다. 가치 분배에 따라 두 할인율을 가중평균한 값을 고려해 볼 수 있다. 일반적으로 라이선서가 더 높은 할인율을 가지기 때문에 공동 할인율은 더 낮게 된다.* 라이선서의 실제 자본 비용보다 낮은 공동 할인율로 사업 가치를 평가하게 되면, 라이선서에게는 더 유리한 거래 조건을 제공한 것이 된다.

사업가치 배분비율

전체 사업가치 중에서 라이선서의 몫과 라이선시의 몫의 비율인 사업가치 배분비율은 라이선스 대가를 산정하고 평가하는 기준이 되므로 라이선스 계약에서 가장 중요한 요소이다.

사업가치 배분비율은 기본적으로 라이선서와 라이선시의 각각의 역할 및 기여도에 근거하여 설정하는 것이다. 라이선서는 초기 연구개발 및 기술 혁신에 대한 기여를 하고, 라이선시는 임상 개발, 규제 승인, 상업화의 리스크 부담을 가지게 되므로 이러한 기여점을 고려해야 한다.

이러한 점을 고려했을 때, 이 배분비율은 후기 개발 단계일수록 라이선서의 몫이 증가하고, 라이선시의 몫은 감소하는 경향을 보여준다. 초기 단계에서는 라이선시가 이후에 이어지는 개발 리스크와 비용의 대부분을 부담하지만, 후기 단계에서는 개발 리스크는 줄어들었고 여기에 라이선서가 더 많은 가치에 기여했다는 점을 반영한다.

라이선서와 라이선시의 사업가치 배분비율

Stage	Licensor	Licensee
Preclinical	10%–20%	80%–90%
IND	20%–40%	60%–80%
Phase IIb/III	40%–60%	40%–60%
Approval	60%–80%	20%–40%

출처: Bogdan(2010), Valuation in Life Sciences

개발 단계별 사업가치 배분비율에 대해서는 2010년 「Valuation in Life Sciences」에서 다음과 같이 제시하고 있다.

그러나 이 수치들은 실제의 사업가치 배분비율을 분석한 결과는 아니고, 전문가 의견으로 제시된 수치임을 감안해야 한다. 라이선스 계약에서 사업가치의 배분비율에 대해서는 공개된 자료가 매우 적기 때문에 향후 실증적인 연구가 필요한 분야이다.

라이선스 지불 조건

라이선스 협상에서 사업가치 배분비율이 결정되어 라이선서의 몫이 결정되었다면, 라이선서 몫에 해당하는 라이선스 지불 조건을 도출할 수 있다. 라이선서가 수령하는 업프론트, 마일스톤, 로열티 금액의 rNPV 계산 값이 라이선서 몫의 사업가치와 일치하는 조건을 도출하면 된다. 당연히 라이선서 몫과 일치하는 지불 조건은 하나가 아니고 다수가 도출될 수 있다. 라이선스 지불 조건에서 업프론트와 마일스톤, 로열티를 어떻게 배치하여 할당할 것인가에 대해서는 라이선서와 라이선시의 재무적 여건 및 리스크에 대한 입장에 따라 선호하는 것이 다를 것이다.

고정된 업프론트와 마일스톤 금액을 모두 합하여 계약규모(deal size)라고 한다. 계약규모 중 업프론트와 각 단계별 마일스톤 금액이 차지하는 비중에 대해서는 앞서 소개한 Neuendorf 등(2023)의 분석 결과를 참고해 볼 수 있겠다.

업프론트와 각 단계별 마일스톤 금액의 비중

라이선스 계약시기	업프론트 비중(%)	각 단계별 마일스톤 비중(%)					
		Phase 1	Phase 2	Phase 3	Approval	Registration	Sales
임상 1상에서 라이선스	14.0	1.6	3.8	5.9	7.2	20.9	46.6
임상 2상에서 라이선스	19.0	–	3.6	5.7	7.0	20.1	44.7
임상 3상에서 라이선스	25.9	–	–	5.9	6.5	18.9	42.9

출처: Neuendorf 등(2023)

계약규모 중 가장 많은 비중을 차지하는 것이 의외로 시판단계에서의 마일스톤인 것을 알 수 있다. 시판단계 마일스톤이 거의 절반 가까운 비중이다. 일반적으로 마일스톤 금액은 초기보다 후기 개발단계에서 지불하는 금액이 더 큰 비중을 차지하는 경향이 있어, 시판단계 마일스톤 금액의 비중이 큰 것이다. 업프론트 금액의 비중은 라이선스 계약을 언제 맺었느냐에 따라 달라지는 특징을 가졌다. 반면, 각 단계별 마일스톤 금액의 비중은 라이선스 계약시기와는 크게 상관이 없는 것으로 보인다.

신약개발 프로젝트 예시

라이선스 계약 조건 도출 방법을 예시로 설명하기 위해 다음과 같은 가상의 신약개발 프로젝트가 있다고 하자.

현재 한 바이오스타트업이 현재 전임상 단계에서 신약개발 프로젝트를 진행 중이다. 전임상 단계는 1년의 기간 동안 69%의 성공률과 200만 달러의 비용이 소요된다. 이후 임상 1상은 1년, 임상 2상은 2

년, 임상 3상은 2년이 소요되며, 성공률은 각각 54%, 34%, 70%로 예상된다. 임상 단계별 비용은 각각 500만 달러, 1,000만 달러, 4,000만 달러이다. 마지막으로, 신약 승인 리뷰 단계는 1년이 소요되며, 91%의 성공률과 400만 달러의 비용이 필요하다. 시판 이후 최대 매출은 5억 달러를 기록할 것으로 예상되며, 매출 원가(COGS)는 15%, 판매관리비(SG&A)는 25%, 법인세율은 21%로 예상된다. 특허 만료 시기는 20년 차로 가정하였다. 이 프로젝트의 재무적 분석에는 13%의 할인율이 적용된다고 한다.

신약개발 프로젝트 예시

Phase	Preclinical	Phase I	Phase II	Phase III	Review
Duration (years)	1	1	2	2	1
Success rates (%)	69%	54%	34%	70%	91%
Costs ($mn)	2	5	10	40	4
Peak Sales ($mn)			500		
COGS (%)			15.0%		
SG&A (%)			25.0%		
Tax (%)			21.0%		
Discount Rate (%)			13.0%		
Patent Expire			Year 20		

라이선스 지불 조건 도출

① 프로젝트의 가치 추정

라이선스 계약 조건을 도출하기 위해 현재 시점인 전임상단계에서 프로젝트 가치를 rNPV 방법으로 추정한다.

예시에서 주어진 개발 단계의 소요 기간을 고려하여 8년 차에 시판이 이루어지는 것으로 추정하였다. 시판 이후 매출은 점진적으로 증가해 18년 차에 최대 매출에 도달하며, 20년 차에 특허 만료와 함께 매출이 급격히 감소하는 것으로 가정되었다. 각 단계에서 발생하는 개발비용과 시판 단계에서의 매출 원가(COGS), 판매관리비(SG&A), 법인세율을 비용으로 포함하여 단계별 현금흐름을 계산하였다.

또한, 각 단계의 성공 확률을 기반으로 현금흐름에 성공 확률을 반영하여 위험 조정 현금흐름(risk-adjusted cash flow)을 도출하였다. 마지막으로, 할인율을 적용하여 rNPV 방법으로 프로젝트 가치를 산출한 결과, 전임상 단계에서 해당 신약개발 프로젝트의 가치는 22.4백만 달러로 평가되었다.

② 프로젝트 가치 중 라이선스의 몫 설정

신약개발 프로젝트의 가치가 산출되었다면, 이중 라이선서의 몫에 해당하는 가치를 결정하고, 라이선서의 가치에 해당하는 라이선스 지불 조건을 도출한다. 라이선서의 몫은 라이선서와 라이선시의 각각의 역할 및 기여도에 대한 협의를 통해 결정되나, 본 예시에서는 문헌에 있는 정보를 바탕으로 전임상 단계에서의 라이선서 몫을 20%로 가정하였다. 라이선서의 몫은 사업 가치 22.4백만 달러의 20%인 4.5백만 달러로 계산된다.

③ 라이선스 지불 조건 도출

라이선서의 몫인 4.5백만 달러와 현재가치가 일치하는 라이선스 지불 조건은 여러 개가 존재할 수 있다. 업프론트와 마일스톤, 로열티를 섞어서 지불하기 때문이다.

업프론트와 마일스톤, 로열티를 적절히 배치하여 지불 조건을 설정한 결과, 전임상 단계에서 1.3백만 달러의 업프론트 계약금을 수령하고, 임상 1상 완료 시 1.5백만 달러, 임상 2상 진입 시 2백만 달러, 임상 2상 완료 시 3백만 달러, 허가 심사 승인 시 4백만 달러의 마일스톤 지급을 받고, 상업화 이후에는 매출의 2%를 로열티로 수령하는 지불 조건을 선택하였다.

라이선스.xlsx

---

1 Edwards, M. (2019). Milestone payments in biopharma: negotiating an equitable value allocation. Nature.

2 Kalamas, J., & Pinkus, G. (2003). The optimum time for drug licensing. Nature Reviews Drug Discovery, 2(9), 691–692.

3 Neuendorf, E., O'Connell, K. E., Frei, P., & Dev, K. K. A formula for drug licensing deals. Biopharma Dealmakers 01 June 2023

10장

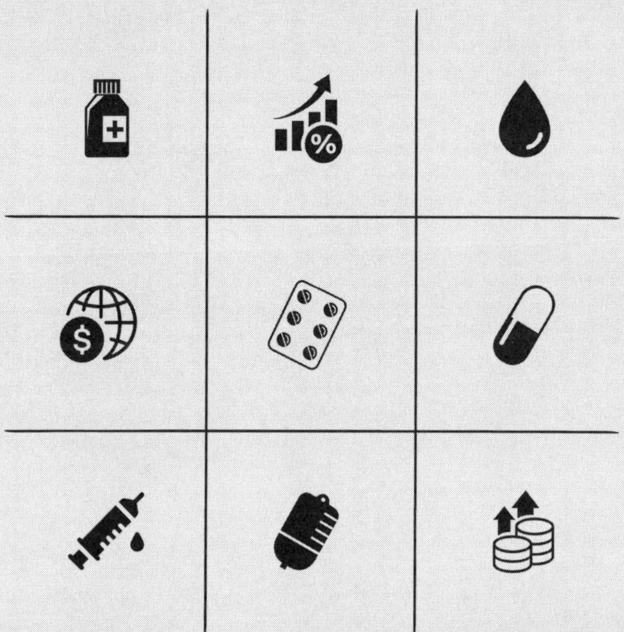

서브라이선스

서브라이선스의 개념

연구기관이나 학계에서 개발된 신약 후보물질은 일반적으로 전임상 단계 전후에 기술이전된다. 이러한 기술은 대기업으로 직접 이전되는 경우도 있지만, 주로 바이오텍과 같은 소기업으로 이전되어 초기 개발이 진행된다. 바이오텍 기업은 전임상, 초기 임상시험을 주도할 수 있지만, 대규모 임상시험이나 상업화를 위한 자원이 부족한 경우가 많다. 이러한 상황에서 바이오텍 기업은 이 프로젝트를 대형 제약회사에 다시 이전하여, 이후의 임상개발 및 시장 출시 과정을 진행하는 경우가 많다.

이렇게 라이선스를 통해 기술 이전을 받은 기업이 제3자에게 다시 라이선스를 부여하는 것을 서브라이선스라고 한다.

신약개발에서 서브라이선스가 활발하게 된 주요 배경 중 하나는 1980년 미국에서 제정된 Bayh-Dole Act이다. 이 법은 연방 자금을 지원받은 대학과 공공연구기관이 연구 성과에 대한 특허를 보유하고 이를 민간 기업에 라이선스할 수 있도록 허용함으로써, 대학 기술의 상업화를 촉진하는 전기를 마련했다. 이후 대학들은 기술이전 전담조직(TTO)을 중심으로 초기 단계의 신약 후보물질을 기업에 라이선스하는 활동을 본격화했으며, 이러한 기술을 도입한 바이오벤처들은 자체 개발을 진행한 뒤 다시 글로벌 제약사에 서브라이선스를 부여하는 구조가 일반화되었다.

서브라이선스 계약에는 세 당사자가 관여한다. 원천 기술의 소유자인 라이선서(licensor), 기술 사용 권리를 부여받은 라이선시(licensee), 그리고 라이선시로부터 재사용 권리를 부여받는 서브라이선시(sublicensee)이다. 일반적으로 라이선시는 바이오벤처 등 중소기업이며, 서브라이선시는 대형 제약사가 맡아 후속 개발과 상업화를 담당한다.

잘 알려진 레미케이드(Remicade)의 개발 과정에서도 서브라이선스가 중요한 역할을 했다. 레미케이드의 원천 기술은 영국의 케네디 류마티즘 연구소에서 개발되었으며, 이 기술은 센토코(Centocor)라는 미국의 바이오텍 기업에 라이선스 아웃되었다. 이후 센토코는 레미케이드의 글로벌 유통과 상업화를 위해 쉐링-플라우와 서브라이선스 계약을 체결하여 글로벌 마케팅과 상업화를 추진했다.

한국 제약기업의 신약개발 과정에서도 서브라이선스는 중요한 역할을 하고 있다. 최근 세계 시장에서 출시에 성공한 렉라자(Lazertinib)는 바이오스타트업 제노스코에 의해 전임상단계까지 개발되고, 국내 제약사인 유한양행에 라이선스되었다. 이후 유한양행은 임상 개발을 진행한 후, 대형 제약사인 얀센과 서브라이선스 계약을 체결하였다. 이러한 협력 구조를 통해 임상 개발을 성공적으로 완료하고 글로벌 시장에 출시될 수 있었다.

이와 같이 서브라이선스는 신약개발 생태계에서 기술 개발과 상업화를 연결하는 데 중요한 역할을 한다. 서브라이선스는 초기 개발 단계에서 자원과 역량이 부족한 기업이 대기업의 자본과 전문성을 활용해 대규모 임상시험과 상업화를 성공적으로 진행할 수 있도록 돕는다. 또한, 기술 제공자는 서브라이선스를 통해 기술의 활용 범위를 넓히고, 다양한 시장에서 수익 창출 가능성을 높일 수 있다. 마지막으로, 서브라이선스는 각 주체의 강점을 결합하여 협력 구조를 형성함으로써 개발 리스크를 분산시키고, 신약이 효율적으로 개발될 수 있도록 기여한다.

서브라이선스 계약의 내용

서브라이선스 계약은 일반적인 기술이전 계약과 마찬가지로 기술 제공자가 기술사용에 대한 권리를 기술 수령자에게 부여하며, 이에 대한 대가를 지불하는 조건이 계약 내용에 포함된다.

서브라이선스 계약은 원 라이선스 계약에서 허용된 범위 내에서만 권리를 부여할 수 있다. 라이선스 계약은 기술의 원 소유자가 직접 권리를 부여하지만, 서브라이선스 계약은 원 소유자의 권한 범위 내에서 라이선시가 권리를 재부여하는 형태로 진행된다.

서브라이선스 계약은 라이선스 계약과 마찬가지로 업프론트, 마일스톤 지급금, 로열티와 같은 형태로 라이선시에게 대가를 지급한다. 라이선시는 라이선서와 맺었던 라이선스 계약 규정에 따라 서브라이선스 수익을 배분해야 한다.

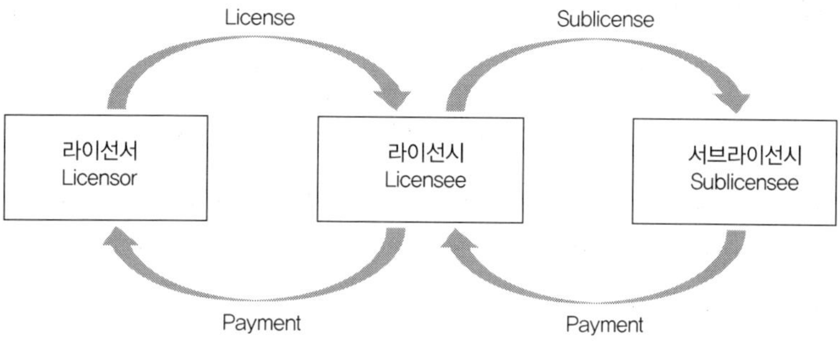

서브라이선스 계약의 구조

서브라이선스 수익 배분 방식

서브라이선스 계약에 따라 라이선시는 서브라이선스 수익을 얻게 될 것인데, 이 수익을 라이선서에게는 어떻게 배분할 것인지에 대한 기준이 필요하다. 대표적인 배분 방식으로는 할당 방식, 계층화된 할당 방식, 패스스루 방식이 있다.

① 할당 방식

할당 방식은 라이선시가 서브라이선시로부터 받는 모든 지급금 중 일정 비율을 라이선서가 배당받는 구조다. 이때의 비율을 '할당 비율(allocation rate)'이라고 하며, 일부 문헌에서는 '참여율(participation rate)'이라고도 한다.

이 방식의 장점은 구조가 매우 단순하다는 점이다. 라이선시가 지급금을 악용하거나 조작할 여지가 없으며, 라이선서는 라이선시가 받는 모든 지급금에서 일정 비율을 안정적으로 받을 수 있다.

일부 계약에서는 기술이 상업화에 얼마나 가까운지에 따라 할당 비율을 단계적으로 조정하는 방식을 채택하기도 한다. 이는 기술 개발이 진행될수록 라이선시의 투자와 기여가 증가하고, 기술 자체의 원래 가치에 대한 기여는 상대적으로 감소한다는 점을 반영한 것이다.

② 계층화된 할당 방식

계층화된 할당 방식은 최소 두 가지의 비율을 설정하여 상업화 이전과 이후에 적용되는 할당 비율을 달리하는 구조를 가진다. 일반적으로 상업화 이전 지급금에 적용되는 할당 비율은 상업화 이후 지급금에 비해 낮게 설정된다. 이는 라이선시가 상업화 이전에 받는 업프론트, 마일스톤 등의 수익을 라이선시가 기술 개발과 기업 운영에 충분히 활용할 수 있도록 지원하기 위한 것이다.

상업화 이후에는 서브라이선시로부터 라이선시가 받는 금액에 더 높은 할당 비율이 적용된다. 이는 상업적 성공 이후에 라이선서가 더 많은 수익을 확보할 수 있도록 하기 위한 것이다.

③ 패스스루 방식

패스스루 방식은 서브라이선스를 통해 발생한 수익에 대해 원래의 로열티 조건을 그대로 적용하는 구조를 말한다. 예를 들어, 라이선서가 라이선시 매출의 5%를 로열티로 받기로 계약했다면, 서브라이선시의 매출에 대해서도 동일하게 5%를 적용받는 방식이다. 즉, 서브라이선시로부터 발생하는 수익이 중간 단계를 거치지 않고 그대로 라이선서에게 전가(pass through)되는 것이 특징이다. 이 방식은 구조가 단순하고 투명성이 높다는 장점이 있다.

다만, 패스스루 방식은 서브라이선스 조건이 원래 계약과 다를 경우에는 유연한 조정이 어려울 수 있다. 예를 들어, 라이선서와 라이선시 간의 초기 계약에서 로열티를 4%로 설정했으나, 서브라이선시가 3.5%의 로열티만 지급하겠다고 제안하면, 협상은 교착 상태에 빠질 수 있다. 이 경우 라이선시는 라이선서에게 원래 약속한 4%의 로열티를 지급할 여력이 없게 된다.

그러나 라이선서가 이러한 초기 라이선스 계약조건을 고수하지 않고 할당 방식에 따라 새로운 서브라이선스 조건에 따른 수익의 일정 비율, 예를 들어 50%를 받기로 동의한다면, 서브라이선시가 지급하는 3.5%의 로열티 중 절반인 1.75%를 라이선서가 받게 된다.

라이선서는 당초 기대한 로열티율을 고수하지 못했지만, 서브라이선시의 상업적 역량으로부터 라이선서는 이익을 얻을 가능성이 있다. 라이선서가 비현실적으로 높은 초기 조건을 고집하여 아무런 수익도 얻지 못하는 것보다, 더 작은 조건을 수용해 일부 이익을 확보하는 것이 유리하기 때문에 서브라이선스의 수익배분에는 패스스루 방식보다 할당 방식이 더 많이 활용된다.

서브라이선스 조건의 설정

기본 시나리오와 서브라이선스 시나리오

서브라이선시 조건을 설정하기 위해서는 본래 라이선스 계약에 따른 기본 시나리오와 특정 단계에서 프로젝트를 서브라이선스 하는 서브라이선스 시나리오의 가치를 평가하여야 한다.

기본 시나리오는 라이선스 계약 이후 라이선시가 제품을 직접 출시하는 시나리오이다. 이 경우 라이선서는 라이선시로부터 업프론트, 마일스톤, 로열티를 받는다.

서브라이선스 시나리오는 서브라이선스 계약이 체결되어 서브라이선시가 제품을 출시하는 시나리오이다. 서브라이선스 계약에 따라 라이선시는 서브라이선시로부터 업프론트, 마일스톤, 로열티를 받으며, 라이선서는 할당방식에 따라 라이선시 수익의 일정 비율을 배분받게 된다.

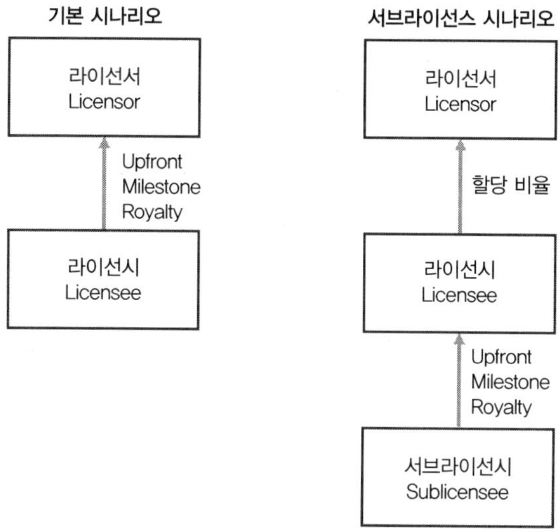

기본 시나리오와 서브라이선스 시나리오

서브라이선스 시나리오에서 라이선서의 가치

서브라이선스가 이루어지는 경우 라이선서가 가져가는 가치는 어떻게 계산되는 것일까? 9장에서 다루었던 것과 같이, 서브라이선스가 없이 라이선스 계약만 있는 경우 라이선서의 가치는 라이선서가 받는 업프론트, 마일스톤, 로열티 등 수익의 rNPV 값이 된다. 서브라이선스가 이루어지는 경우에도 라이선서의 가치는 라이선서가 받는 수익의 rNPV 값으로 계산할 수 있다.

서브라이선스 계약 시점 전까지는 라이선시는 초기 계약의 기본 시나리오에 따라 라이선서를 보상해야 한다. 서브라이선스 계약 이후에는 라이선시는 수익의 일정비율을 라이선서에게 보상한다. 서브라이선스 시나리오에서 라이선서의 가치는 서브라이선스 이전에 받는 수익과 서브라이선스 이후에 받는 수익의 가치로 구성된다.

$$rNPV(\text{라이선서수익}) =$$

$$rNPV(\text{라이선서수익}_{\text{서브라이선스이전}}) + rNPV(\text{라이선서수익}_{\text{서브라이선스이후}})$$

예를 들어, 9장에서 다루었던 전임상 단계 라이선스 계약이 체결 이후 라이선시가 임상 2상에서 서브라이선스 계약을 진행했다고 하자. 서브라이선스 계약 전까지는 원래의 라이선스 계약에 따라 라이선서에게 지급해야 한다. 서브라이선스 이전 라이선서의 수익 즉, rNPV(라이선서수익$_{\text{서브라이선스이전}}$)는 원래의 라이선스 계약에 따라 라이선서가 받는 수익이다.

서브라이선스 계약이 이루어지면, 라이선시는 서브라이선시에게 업프론트를 받고 마일스톤, 로열티에 대한 수령을 약속받게 된다. 라이선시는 라이선서와 약속한 할당 비율에 따라 이 수익을 라이선서에게 배분하게 된다. 서브라이선스 이후 라이선서의 수익 즉, rNPV(라이선서수익$_{\text{서브라이선스이후}}$)는 할당 비율에 따라 라이선시로부터 받은 수익이다.

$$rNPV(\text{라이선서수익}_{\text{서브라이선스이후}}) = rNPV(\text{할당비율} \times \text{라이선시수익})$$

그런데, 서브라이선스는 어떤 단계에서도 이루어질 수 있다. 따라서, 서브라이선스가 이루어질 수 있는 모든 가능한 시점에 대해 서브라이선스 시나리오를 구성하고, 이 시나리오별로 라이선서의 가치를 계산해야 한다. 모든 시나리오의 가치를 산출했다고 해서 계약의 실제 가치를 알게 되는 것은 아니다. 어떤 시나리오가 실제로 발생할지 알 수 없기 때문이다. 서브라이선스 시나리오에서 라이선서의 가치는 모든 시나리오에서의 가치를 확률로 가중 평균한 값이다.

$$V = \sum_i P_i \times V_i$$

라이선서가 맺은 계약의 가치는 각 시나리오의 확률 P_i에 해당 시나리오의 가치 V_i를 곱한 값을 모두 합산한 확률 가중 평균으로 계산된다.

이 경우, 가장 낮은 가치의 시나리오는 라이선서 가치의 하한선을 나타내며, 가장 높은 가치의 시나리오는 상한선을 나타낸다. 라이선시가 특정 시나리오를 명확하게 선호한다면, 해당 시나리오의 가치를 가정할 수 있다.

하지만 시나리오의 확률을 정확히 수량화하는 것은 사실상 불가능하다. 이러한 확률은 개발 리스크, 개발 전략, 잠재적 서브라이선시의 관심도에 따라 달라진다.

실무적으로는 이러한 확률에 의존하지 않고, 기본 시나리오에서의 라이선서 가치를 산출한 후, 모든 서브라이선스 시나리오들에서 동일한 가치를 갖도록 서브라이선스 조건을 설정하는 방식을 사용한다. 즉, 라이선시가 직접 제품을 개발하고 출시하든, 어느 단계에서 서브라이선스를 하든 동일한 계약 가치를 유지한다는 전제이다. 서브라이선스 조건을 설정할 때, 라이선서가 받는 가치가 라이선시 기업의 전략에 따라 달라지지 않도록 하는 것이 합리적이다라는 측면에서 이 방법이 받아들여지고 있다.

서브라이선스 수익 할당 비율

라이선스 계약에서 서브라이선스 조항이 포함된다고 할 때, 서브라이선스 수익에 대한 배분 방법, 즉 할당 비율은 어떻게 정해야 할까? 기본적인 원칙은 서브라이선스 없이 기본 시나리오에서의 라이선서 가치와 서브라이선스 시나리오에서 라이선서가 가져가는 가치가 동일하도록 할당 비율을 설정하는 것이다. 라이선시가 직접 제품을 출시하든 서브라이선스를 하든 라이선서는 동일한 가치를 보장 받을 수 있는 조건이 협상의 최저점이 된다. 라이선서에게 기본 시나리오보다 낮은 가치를 주는 서브라이선스 할당 비율이라면, 서브라이선스 조항을 포함하는 것은 라이선서에게 손해가 되기 때문이다.

예를 들어 앞의 9장의 예제에서 소개된 전임상단계에서 이루어진 라이선스 계약 즉, 기본 시나리오에서의 라이선서의 가치는 4.5백만 달러이다. 라이선시 수익에 대한 할당 비율은 서브라이선스 시나리오에서 라이선서가 받게 되는 가치가 4.5백만 달러가 될 수 있게 하는 비율이다.

서브라이선스가 이루어졌을 때 라이선서가 받게 되는 가치는 서브라이선스 이전에 받는 수익과 서브라이선스 이후에 받는 수익의 가치로 구성된다. 전임상 단계에서 라이선스계약이 되었고 임상 2상에서 서브라이선스가 예상된다고 했을 때, 라이선서가 받게 되는 현금 흐름은 서브라이선스 이전과 이후 두 시기로 나누어서 구성된다.

① 서브라이선스 이전에 받는 수익

서브라이선스 이전에 라이선스가 받게 되는 수익은 본 라이선스 계약에서 라이선시가 약속한 지급금이다. 서브라이선스 예상시기가 임상 2상이라면, 그 이전 시기인 전임상과 임상 1상 단계 시기에서 받기로 한 업프론트, 마일스톤 금액이 이에 해당한다. 예제에서는 전임상단계에서의 업프론트 1.3백만 달러, 임상 1상 마일스톤 1.5백만 달러가 포함된다.

② 서브라이선스 이후에 받는 수익

서브라이선스 이후 라이선서의 수익 즉, $rNPV(라이선서수익_{서브라이선스이후})$는 할당 비율에 따라 라이선시로부터 받은 수익 즉, rNPV(할당비율×라이선시수익)이다. 할당비율을 계산하기 위해서는 우선 라이선시의 수익을 추정해야 한다. 라이선시 수익은 서브라이선스 계약의 지급금으로부터 나오므로 서브라이선스 계약 조건이 어떻게 될지 예측해야 한다.

서브라이선스는 어떤 단계에서도 이루어질 수 있으므로 각 단계별로 서브라이선스가 일어나는 시나리오를 설정해야 하며, 각 시나리오별로 라이선시와 서브라이선시 간의 라이선스 계약 구조를 정의해야 한다.

예를 들어 라이선시가 임상 2상 단계 시작 시점에서 프로젝트를 서브라이선시에게 서브라이선스 한다고 가정하고 라이선시와 서브라이선시 간의 가상의 계약을 설계해보자. 일반 라이선스 계약과 마찬가지로 프로젝트의 전체 사업가치와 계약가치를 설정하고, 계약가치에 맞는 현금 흐름, 즉 선급금, 마일스톤 지급금, 로열티를 설정해야 한다.

우선 서브라이선스 시점에서 프로젝트 가치를 구해보자. 서브라이선스 시점인 임상 2상이 되면, 전임상 시기에 비해 프로젝트 가치는 상승하게 된다. 우선 전임상과 임상 1상을 통과하였으므로 앞으로의 현금 흐름의 발생 확률은 상승하게 된다. 아울러 향후 투자해야 할 연구개발비용도 임상 2상, 3상, 허가심사만 남았으므로 남은 투자비용도 줄어든 상태가 된다. 또한 임상 2상 시점을 기준으로 할인율을 적용하여 현재가치를 산출하므로 사업가치는 더 높게 평가된다. 예제에서 이렇게 임상 2상 시점에서의 프로젝트 가치를 평가한 결과 94백만 달러로 나왔다.

서브라이선스 시점의 프로젝트 가치가 산출되었다면, 이후 사업화를 진행하는 서브라이선시의 몫과 그동안 개발을 진행했던 라이선서와 라이선시의 몫에 해당하는 가치를 결정해야 한다.

가치 배분 비율은 기본적으로 협상과정에서 결정되나, 본 예시에서는 문헌에 있는 정보를 바탕으로 임상 2상 단계에서는 50:50으로 가정하였다. 따라서 라이선서와 라이선시의 몫은 사업 가치 94백만 달러의 50%인 47백만 달러로 계산된다.

업프론트와 마일스톤, 로열티를 적절히 분배하여 사업가치 47백만 달러에 해당하는 계약조건을 도출할 수 있다. 계약조건은 다음의 표와 같이 제시할 수 있고, 임상 2상에서의 계약이므로 업프론트와 임상 2상, 3상, 허가심사 성공시 마일스톤과 로열티로 구성되었다.

서브라이선스 시나리오 계약 조건 도출

구분	임상 2상	임상 3상	허가심사	시판
업프론트	10	–	–	–
마일스톤	15	23	43	–
로열티	–	–	–	5.0%

이러한 서브라이선스 계약 조건에 따라 라이선시가 받는 금액에 할당 비율을 적용하면 서브라이선스 이후 라이선서에게 귀속되는 현금 흐름을 계산할 수 있다.

③ 서브라이선스 수익 할당 비율의 계산

지금까지 서브라이선스 이전과 이후 라이선서에게 귀속되는 현금흐름이 구해졌다. 이제 서브라이선스 시나리오에서 라이선스의 가치가 기본 시나리오의 값과 동일해지는 서브라이선스 수익 할당 비율을 구하면 된다.

본 예시에서는 서브라이선스 수익 할당 비율은 17%로 계산된다. 이 참여율은 라이선시가 임상 2단계에서 서브 라이선스를 진행하기로 결정할 경우, 라이선서는 모든 서브 라이선스 조건의 17%를 받게 된다는 것을 의미한다. 즉, 임상 2단계에서 업프론트 10백만 달러의 17%인 1.7백만 달러를 비롯하여 모든 마일스톤의 17%를 받고, 로열티로 5%의 17%에 해당하는 0.85%를 받게 된다.

서브라이선스.xlsx

서브라이선스 가치평가의 남은 문제

이론적으로는 기본 시나리오와 서브라이선스 시나리오에서 공정한 수익 배분율, 즉 참여율을 적용하였다면, 두 시나리오의 현금흐름은 동일하며 가치평가의 차이가 없다고 할 수 있다.

그러나 실제로 이 두 시나리오는 동일하지 않다. 참여율은 라이선시가 서브라이선스할 기회를 더 많이 제공하고, 동시에 서브라이선스 계약이 예상보다 더 좋은 결과를 낼 경우 상승가능성을 제공하기 위해 도입되었다. 이 두 가지 동기는 가치를 높이는 요인이다. 그러나

rNPV 계산에서는 이를 고려하지 않는다.

이 두가지 동기는 미래 서브라이선스 시나리오의 불확실성과 관련이 있다. 라이선서가 프로젝트를 얼마나 잘 서브라이선스할 수 있을지 아직 알 수 없다. 프로젝트가 서브라이선스되면, 라이선서의 수익은 서브라이선스 조건과 참여율에 따라 달라진다. 좋은 서브라이선스 계약을 체결하면 수익이 크게 증가할 수 있지만, 반대로 서브라이선스 계약이 부실할 경우 향후 수익이 줄어들 수 있다.

서브라이선스 계약은 라이선서가 받는 로열티율을 변화시킬 수 있다는 점을 주목해야 한다. 앞의 사례에서 보았듯이 기본 시나리오에서는 2%의 로열티를 약속받았으나, 서브라이선스 계약조건의 17%를 받게 되면서 실제 로열티율은 0.85%를 받게 된다.

이러한 변화를 조정하기 위해 계약에 특정 조항을 포함시키기도 한다. 예를 들어, 라이선서는 로열티 청구권을 고수하고 선급금 및 마일스톤 지급금에만 참여율을 적용하도록 라이선시에게 요구할 수 있다. 그러나 이렇게 하면 라이선시는 서브라이선스 계약에서 최소한 이 로열티 비율 이상이 되도록 협상해야 하며, 그렇지 않으면 서브라이선시로부터 받은 로열티 보다 더 많은 로열티를 라이선서에게 지급해야 한다. 이는 라이선시의 협상 여지를 줄이며, 경우에 따라 계약 체결이 이루어지지 않을 수도 있다. 따라서 일반적으로 사용되는 참여율 방식은 바로 이러한 협상 교착 상태를 방지하기 위해 도입된 것이라고 할 수 있다.

11장

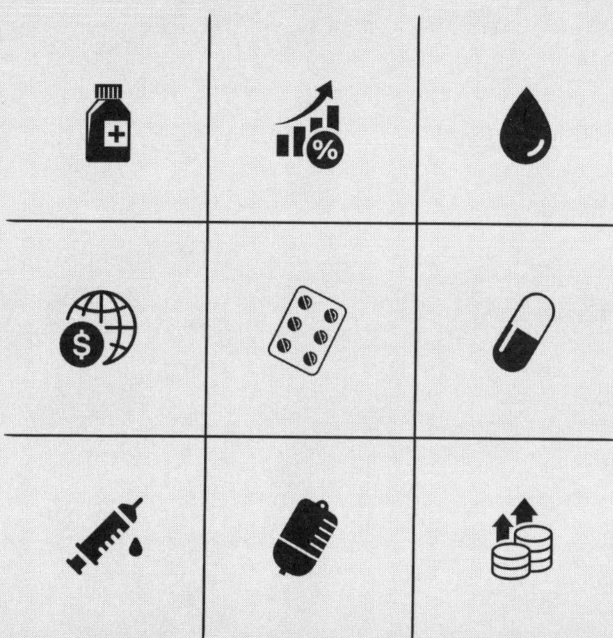

기술가치평가의 실시 및 활용

기술가치평가 기관

국내 기술가치평가 기관

부동산을 비롯한 자산에 대한 감정평가 업무는 법률에 따라서 일정 자격을 갖춘 전문가만이 수행할 수 있도록 법적인 규제를 하고 있으나, 기술자산에 대한 가치평가인 기술가치평가에 대해서는 수행하는 기관이나 개인의 자격에 제한을 두고 있지 않다. 다만, 「기술의 이전 및 사업화 촉진에 관한 법률」 등 관련 법령에서 기술가치평가의 활용과 평가기관 지정 등에 대한 지침을 규정하고 있으며, 이를 바탕으로 평가기관은 일정 기준과 절차를 따르도록 권고받고 있다. 기술가치평가는 법적 효력보다는 민간 또는 공공 사업에서 투자, 라이선스, 기술이전, 회계처리, 세무 등 의사결정을 위한 근거자료로 주로 활용되고 있다고 할 수 있다.

기술평가기관 지정은 「기술의 이전 및 사업화 촉진에 관한 법률」에 따라 2001년에 시작하여 현재까지 약 30여개 기관이 지정되었다. 여기에는 기술보증기금, 한국보건산업진흥원과 같은 공공기관뿐 아니라 NICE평가정보, 이크레더블과 같은 민간 전문기관도 포함되어 있다.

발명 등의 평가기관은 「발명진흥법」 제17조에 근거하여 특허청장이 지정하며, 주로 특허권, 실용신안권, 디자인권 등 지식재산권의 경제적 가치를 평가하는 역할을 수행한다. 현재까지 지정된 발명 등의 평가기관은 한국발명진흥회를 비롯해 회계법인, 특허법인, 기술평가 전문기업 등 20여 개다.

기술가치평가와 관련된 자격으로는 국가자격인 기술거래사를 비롯하여 여러 민간자격과 교육과정이 운영되고 있다. 기술가치평가를 실시하는데 이러한 자격이 필수적인 요건은 아니지만, 해당 분야의 실무지식과 절차에 대한 이해를 갖춘 인력으로서 신뢰받는 기반이 될 수 있다.

해외 신약개발 가치평가 기관

우리나라에서의 기술가치평가는 공공부문에서부터 시작하여, 민간 컨설팅 기업으로 확산되는 경로로 발전을 해왔으나, 미국과 유럽의 경우에는 제약기업 및 바이오벤처기업, 투자회사에서부터 신약개발 가치평가가 시작되어, 이후 전문적인 컨설팅 기업이 형성되는 경로로 발전을 해왔다고 볼 수 있다.

미국과 유럽의 제약기업 및 바이오벤처기업, 투자회사 등에서 수행하는 신약개발 가치평가의 방법과 내용에 대해서는 공개되고 있지 않으므로 직접적으로 설명할 수는 없으나, 여러 전문적인 컨설팅 기업들이 발간하는 자료를 통해 미국과 유럽 등 글로벌 시장에서의 신약개발 가치평가의 모습을 알 수 있다.

신약개발 기술가치평가를 전문적으로 수행하는 해외 컨설팅 기업들은 각기 다른 전문성과 접근 방식을 통해 글로벌 제약·바이오 기업들의 전략적 의사결정을 지원하고 있다.

기술가치평가의 원칙

평가대상의 확인

기술가치평가를 수행할 때에는 당연하게도 평가 대상에 대해 확인하는 것이 우선이다. 여기에는 기술평가대상에 대해 가치평가 대상 기술자산의 범위, 기술자산의 속성, 기술자산과 관련된 법적 권리, 소유자 등이 있다. 특허 등록 정보 등 가능한 객관적인 정보를 통해 평가대상에 대해서 확인하는 절차가 필요하다.

평가 목적과 용도의 명시

기술가치평가는 기술거래, 투자, 금융, 전략, 소송 및 청산 등 다양한 목적을 위해 수행된다. 그런데 이러한 평가의 목적과 용도에 따라 기술가치평가의 평가 관점이나 고려되는 평가요인이 달라지며, 그 결과 값도 달라진다. 따라서 기술가치평가의 목적과 용도를 반드시 명시하여야 한다.

예를 들어 담보권 설정을 위한 가치평가는 일반적인 사업가치의 50~70% 정도로 평가되는 것으로 알려져 있다. 또한, 소송 목적의 가치평가는 특허권 침해 행위로 인해 권리자가 얻을 수 있었으나 얻지 못한 이익을 평가하므로 기술의 전체 사업가치와는 다른 평가결과일 수 있다.

신약개발 가치평가에서는 거래 목적인 경우를 많이 볼 수 있는데, 매매 목적과 라이선스 목적에 따라서도 가치평가결과를 활용하는 방법의 차이가 있다. 매매 목적의 경우 기술 자산의 소유권의 가치를 평가하는 반면, 라이선스 목적의 경우 전체 사업가치를 평가하고 라

기술가치평가의 목적과 용도

목적	용도
거래	기술의 매매, 라이선스의 가격결정
금융	기술의 담보권 설정 또는 투자유치
현물출자	기술 또는 지식재산권의 현물출자
전략	기업의 가치증진, 기술상품화, 분사, 장기 전략적 경영계획 수립
청산	기업의 파산 또는 구조조정에 따른 자산평가, 채무상환계획 수립
소송	지식재산권 침해, 채무불이행, 기타 재산 분쟁 관련 소송
세무	기술의 기증, 처분, 감가상각을 위한 세무계획 수립 및 세금납부

출처: 기술평가기준 운영지침(산업통상자원부 고시, 2016)

이선서와 라이선시의 기여도를 고려하는 평가방식이므로 서로 다른 결과가 나올 수 밖에 없다.

평가의 범위, 가정 및 한계 명시

기술가치평가를 수행할 때에는 평가에 사용된 가정과 전제조건, 그리고 평가의 범위 및 한계를 명확히 제시해야 한다. 대상 기술의 특성과 가치평가에 투입되는 변수들의 신뢰성과 견고성을 고려하여, 가장 적절한 평가 접근법과 방법론을 선택해 적용해야 한다. 이 과정에서 채택된 접근법과 방법론의 타당한 근거는 보고서에 명시되어야 한다.

또한 기술가치평가의 기준 시점인 평가기준일을 명확히 밝혀야 하며, 해당 시점을 기준으로 이용 가능한 정보에 기반하여 평가가 이루어졌음을 명시해야 한다. 아울러 평가 결과는 향후 경제적·시장 환경의 변화에 따라 달라질 수 있다는 점도 함께 기술해야 한다. 이를 토대로 기술가치평가의 유효기간을 설정하는 것도 필요하다.

평가의 원칙

기술가치평가는 다양한 가능한 대안들 가운데 가장 발생 가능성이 높은 조건을 설정하고, 이를 바탕으로 가장 효율적이고 효과적인 사용 원칙을 적용하여 수행되어야 한다. 이러한 사용 원칙을 '최고최선의 사용(highest and best use)'이라 하며, 이는 물리적 가능성, 법적 허용성, 정당성, 그리고 경제적 타당성의 조건을 충족하는 범위 내에서 자산의 가치를 최대로 실현할 수 있는 가장 가능성 높은 사용을 의미한다.

평가 결과로 도출될 기술의 가치는 원칙적으로 공정시장가치를 기준으로 한다. 공정시장가치란, 평가 기준 시점에서 일반적인 거래 조건 하에 주요 또는 가장 유리한 시장에서 시장 참여자 간에 자산을 매도하거나 부채를 이전할 때 형성될 수 있는 가격을 의미한다. 이러한 가치를 보다 신뢰성 있게 추정하기 위해서는 복수의 평가 접근법과 방법론을 병행하여 사용하는 것이 바람직하다.

투입정보의 사용과 출처 명시

기술가치평가에서 사용하는 투입정보는 가급적 최신의 기술 및 시장 자료를 우선적으로 고려하여 선정해야 한다. 만약 관련 자료가 부족하거나 불완전한 경우에는 전문가의 판단을 바탕으로 정보를 가공하거나 추정하여 사용할 수 있다. 이 경우, 해당 자료의 가공 또는 추정 근거를 명확하게 설명해야 한다.

또한, 평가 수행 과정에서 특정 가정이나 전제 조건을 설정하거나 변수 값을 추정하여 활용하는 경우에는 그 설정과 추정의 합리적인 근거를 확보해야 한다. 예를 들어 매출액을 추정할 때에는 정성적 분석과 정량적 분석을 병행할 수 있으며, 반드시 해당 추정치의 산출 근거를 보고서에 구체적으로 제시해야 한다.

기술가치평가의 윤리원칙

기술가치평가를 수행할 수 있는 기관이나 개인을 법적으로 제한을 하지는 않으나, 기본적으로 기술가치평가는 매우 전문적인 업무이다. 그런데, 이러한 전문적 업무를 수행하는 기관이나 전문가가 자신의 욕심을 위해 전문성을 오용한다면 사회적 혼란이 발생할 것이다.

기술가치평가의 공정성 및 사회적 신뢰의 제고를 위해 윤리기준이 필요하며, 국내외 여러 조직과 기관에서 가치평가와 관련된 윤리기준을 제시하고 있다. 우리나라에서는 산업통상자원부가 마련한 「기술평가기준 운영지침」에 따르면 기술평가자의 윤리기준을 다음과 같이 정하고 있다.[1]

① 기술평가자는 객관성과 성실성을 유지하여야 하며, 고의로 사실을 왜곡하거나 정당한 사유가 없는 한 다른 사람으로 하여금 평가를 대리하게 하여서는 아니 된다.

② 기술평가자는 해당 기술평가에 대한 전문성을 보유하여야 하며, 전문성이 결여된 경우에는 반드시 해당 기술평가의 수행을 완료하기 이전에 지식 또는 경험을 가지고 있는 다른 전문가와 함께 추가적인 연구 또는 자문을 통하여 필요한 기술평가자로서의 전문성을 보완하여야 한다.

③ 기술평가자는 소속기관이나 관련 기관의 간섭으로부터 독립되어 자신의 전문지식과 객관적 증거를 바탕으로 기술평가를 수

행하여야 하며, 자신과 이해관계가 있는 기술평가에 대하여는 평가자로서 관여할 수 없고, 기술평가의뢰자의 정당하지 않은 청탁이나 평가보수에 영향을 받아서는 아니 된다.

④ 기술평가자는 제공된 관련 서비스와 관련하여 결론, 제언 또는 견해 등에 대한 합리적인 근거를 제공하기 위한 자료를 충분히 확보하여야 한다.

⑤ 기술평가자는 기술평가 업무를 수행하는 데에 있어 전문가로서의 상당한 주의의무를 부담하며, 이를 위하여 충분한 증거를 확보하여야 한다.

⑥ 기술평가자는 관계 법령에서 정한 명시적인 사유 또는 기술평가 의뢰자의 명시적인 사전허락이 없이는 제3자에게 기술평가 관련 자료를 공개하여서는 아니 된다.

⑦ 기술평가자는 전문가로서 품위를 유지하여야 하며, 다음의 행위를 하여서는 아니 된다.

가. 부당한 청탁, 선전, 광고나 타인에게 오해를 줄 수 있는 행위

나. 정당한 업무 활동 이외에 이해관계인과 부적절한 접촉 행위

다. 고의로 지나치게 높거나 낮은 기술평가금액을 제시하는 행위

라. 평가업무의 수임을 위하여 자신의 전문지식과 능력을 과장되게 광고하거나 기망하는 행위

마. 기타 공정한 기술평가를 해할 염려가 있는 행위

기술가치평가의 활용

기술가치평가를 하는 경우

신약개발의 라이선스 계약 또는 기술 매매에서 항상 기술가치평가를 수행해야 하는 것일까? 꼭 그렇지는 않다. LES(Licensing Executives Society)의 2007년 설문 조사에 따르면 라이선스 계약을 할 때 NPV와 같은 가치평가를 수행했다는 답변은 19%에 지나지 않았다.[2] 그동안 기술가치평가에 대한 인식이 확대되면서 현재는 더 많은 가치평가를 할 것으로 생각되나, 여전히 라이선스 계약에서 기술가치평가가 반드시 수행되는 것은 아니다.

기술가치평가는 셀러인 라이선서가 하는 경우도 있고, 바이어인 라이선시가 수행하는 경우도 있다. 아무래도 대가를 지불하는 측은 라이선시이므로 기술가치평가는 라이선시가 진행하는 목적으로 더 많다. 그러나 라이선서가 적극적으로 기술이전의 기회를 찾는 목적으로 기술가치평가를 하게 되는 경우도 적지 않다.

기술거래의 당사자인 라이선서와 라이선시가 신약개발 가치평가 결과에 근거하여 거래 가격을 정하기로 했다면, 1개의 기관에만 가치평가를 의뢰하는 것보다는 2개의 기관에 각각 가치평가를 의뢰해서 그 결과들을 종합하는 결정하는 것이 바람직하다. 이는 부동산과 같은 유형자산에 대한 감정평가를 할 때 2개 기관의 감정평가 결과의 평균을 사용하기도 하는 관행을 참고한 것이라고 할 수 있다.

이와 같이 기술가치평가를 거래 가격의 산정에 직접 사용하는 경우도 있지만, 협상의 전략 마련을 위해서 내부적으로 수행하거나, 외부에 의뢰하더라도 상대방에게 공개하지 않는 경우가 많다고 할 수 있다.

기술가치평가 보고서를 활용할 때 주의할 점

기술가치평가 보고서를 신약개발 프로젝트에 활용할 때는 단순한 수치 해석을 넘어서 평가의 전제와 맥락을 함께 이해하는 것이 중요하다. 다음의 네 가지 사항은 기술가치평가 결과를 비즈니스에 효과적으로 활용하기 위해 반드시 주의해야 할 핵심 요소들이다.

① 가치평가 결과 숫자보다 가정에 들어간 숫자가 타당한지 확인해라

많은 사람들이 기술가치평가의 결과 수치가 기대보다 좋으면 만족스러워하고, 그렇지 않으면 불만족스러워한다. 그러나 기술가치평가 결과 숫자는 가정과 추정에 의해 나온 결과일 뿐 어떤 가치를 보장해 주는 것은 아니다. 중요한 것은 평가에 투입된 가정과 변수들이 얼마나 현실적이고 합리적인지를 따져보는 것이다. 시장 진입 시점, 성공 확률, 예상 수익 규모 등 핵심 변수들이 객관적인 근거와 신뢰성 있는 데이터에 기반하고 있는지 검토해야 한다. 이러한 분석 없이는 그럴듯한 수치도 공허한 숫자에 불과하다.

② 기술가치평가 결과 숫자가 거래가격은 아니다

기술가치평가 결과 숫자를 기술의 사업가치를 평가한 금액으로 이 숫자가 그대로 거래 가격으로 설정되는 것은 아니다. 특히 라이선스 거래의 가격은 단일한 금액이 아니라 복합적인 대가 지급으로 구성되어 있다. 가치평가는 기술의 잠재력을 추정하는 과정이며, 거래가격은 시장 상황, 협상력, 전략적 이해관계 등 여러 현실적 요인이 반영된 결과다. 기술가치평가는 거래의 출발점을 제공할 뿐, 가격은 협상을 통해 결정된다.

③ 신약개발 가치평가 내부 전문가와 자문 네트워크를 확보하라

평가의 객관성과 전문성을 확보하기 위해 외부 기관에 평가를 의뢰하는 것은 필요하지만, 기업 내부에 기술과 시장을 함께 이해하는 전문가를 양성하는 노력도 병행되어야 한다. 또한 외부 자문위원단을 적극 활용하여 다양한 시각과 산업 내 경험을 활용하는 것이 중요하다. 내부적 판단력이 없는 상태에서 외부 보고서에만 의존하는 것은 오히려 리스크가 될 수 있다.

④ 기술가치평가는 투자와 거래를 위한 전략적 도구다

부동산과 같은 자산에 대한 감정평가는 법적 효력을 가지는 평가로 투자와 거래에 활용이 되고 있다. 그러나 기술가치평가는 법적 효력을 가지는 평가라기 보다는 투자자 설득과 파트너십 형성을 위한 커뮤니케이션 도구로서 가치를 가지고 있다고 할 수 있다.

따라서 신약개발 가치평가는 단순히 수치를 제시하는 것이 아니라, 그 수치를 뒷받침하는 근거와 스토리를 설득력 있게 제시하는 것이 더 중요하다. 가치평가 분야의 권위자인 뉴욕대학교 다모다란 교수는『내러티브 앤 넘버스』에서 "비즈니스 세계에는 스토리텔러와 넘버크런처가 있으며, 이 둘을 결합할 수 있는 사람만이 가치를 유지할 수 있다"고 강조한다. 숫자에 설득력 있는 내러티브를 더할 수 있을 때, 기술가치평가는 진정한 힘을 발휘한다.

---

1 기술평가기준 운영지침, 산업통상자원부고시 제2016-114호, 2016. 6. 16.

2 LES (2008), LES BioPharmaceutical Royalty Rates and Deal Terms Survey Report, Licensing Executives Society

찾아보기

ㅎ

기타

성공적인 투자와 사업화를 위한

신약개발 가치평가

저 자	이상원
발행인	김지영
발행처	자유아카데미
주 소	경기도 파주시 회동길 37-42 파주출판도시
전 화	031-955-1321
팩 스	031-955-1322
홈페이지	www.freeaca.com
전자우편	main@freeaca.com(대표) editor@freeaca.com(편집) crm@freeaca.com(영업)
등 록	제406-2003-017호, 1980. 7. 12
제1판1쇄	2025년 10월 1일 발행

ISBN 979-11-5808-771-5 93510